Michael F. Vaezi

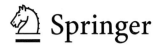 Springer

胃食管反流病
诊断与治疗

Diagnosis and Treatment of
Gastroesophageal Reflux Disease

主　编　〔美〕迈克尔·F. 瓦兹
主　审　汪忠镐
主　译　吴继敏　胡志伟

天津出版传媒集团

天津科技翻译出版有限公司

著作权合同登记号：图字：02-2018-228

图书在版编目（CIP）数据

胃食管反流病诊断与治疗／（美）迈克尔·F.瓦兹
（Michael F. Vaezi）主编；吴继敏，胡志伟主译.—
天津：天津科技翻译出版有限公司，2020.6
书名原文：Diagnosis and Treatment of Gastro-
esophageal Reflux Disease
ISBN 978-7-5433-3963-7

Ⅰ.①胃… Ⅱ.①迈… ②吴… ③胡… Ⅲ.①胃疾病
-诊疗 Ⅳ.①R573

中国版本图书馆 CIP 数据核字（2019）第 176437 号

中文简体字版权属天津科技翻译出版有限公司。

授权单位：Springer International Publishing AG
出　　版：天津科技翻译出版有限公司
出 版 人：刘子媛
地　　址：天津市南开区白堤路 244 号
邮政编码：300192
电　　话：(022)87894896
传　　真：(022)87895650
网　　址：www. tsttpc. com
印　　刷：天津海顺印业包装有限公司分公司
发　　行：全国新华书店
版本记录：710mm×1000mm　16 开本　9.5 印张　180 千字
　　　　　2020 年 6 月第 1 版　2020 年 6 月第 1 次印刷
　　　　　定价：58.00 元

（如发现印装问题，可与出版社调换）

译者名单

主　审　汪忠镐

主　译　吴继敏　胡志伟

译　者　(按姓氏汉语拼音排序)

　　　　陈　冬　邓昌荣　纪　涛　田书瑞

　　　　王　峰　战秀岚　张　玉

编者名单

Ali Akbar Divison of Gastroentrology, University of Tennessee Health Science Center, Memphis, TN, USA

Dan E. Azagury Department of Bariatric and Minimally Invasive Surgery, Stanford University School of Medicine, Stanford, CA, USA

Tom R. DeMeester Department of Surgery, Keck Medical Center of University of Southern California, Los Angeles, CA, USA

Ronnie Fass Esophageal and Swallowing Center, Division of Gastroenterology and Hepatology, MetroHealth Medical Center, Case Western Reserve University, Cleveland, OH, USA

C. Prakash Gyawali Department of Medicine, Division of Gastroenterology, Barnes-Jewish Hospital/Washington University School of Medicine, St. Louis, MO, USA

Colin W. Howden Divison of Gastroentrology, University of Tennessee Health Science Center, Memphis, TN, USA

John W. Jacobs Department of Internal Medicine, Division of Digestive Diseases and Nutrition, Joy McCann Culverhouse Swallowing Center, University of South Florida Morsani College of Medicine, Tampa, FL, USA

Robert Kavitt Section of Gastroenterology, Hepatology and Nutrition, Center for Esophageal Diseases, University of Chicago, Chicago, IL, USA

Carla Maradey-Romero Esophageal and Swallowing Center, Division of Gastroenterology and Hepatology, MetroHealth Medical Center, Case Western Reserve University, Cleveland, OH, USA

Dejan Micic Section of Gastroenterology, Hepatology and Nutrition, University of Chicago Medical Center, Chicago, IL, USA

Amit Patel Department of Medicine, Division of Gastroenterology, Barnes-Jewish Hospital/Washington University School of Medicine, St. Louis, MO, USA

Joel E. Richter Department of Internal Medicine, Division of Digestive Diseases and Nutrition, Joy McCann Culverhouse Swallowing Center, University of South Florida Morsani College of Medicine, Tampa, FL, USA

George Triadafilopoulos Department of Medicine, Stanford University, Stanford, CA, USA

Stephanie G. Worrell Department of Surgery, Keck Medical Center of University of Southern California, Los Angeles, CA, USA

Patrick Yachimski Division of Gastroenterology, Hepatology and Nutrition, Vanderbilt University Medical Center, Nashville, TN, USA

中文版前言

　　胃食管反流病是一个患病率不低于高血压和糖尿病的常见疾病,所涉及的不适症状和并发症的组合多样,严重威胁着人们的健康。在欧美国家,胃食管反流病的患病率可高达 20%,明显高于中国,疾病负担严重。欧美国家对胃食管反流病的关注、临床实践和研究均早于中国,为胃食管反流病的诊治积累了宝贵的经验,可为国内从事胃食管反流病诊治和研究工作的医生提供有价值的借鉴。由 Michael F. Vaezi 教授主编的 *Diagnosis and Treatment of Gastroesophageal Reflux Disease* 一书短小精悍,概括性地介绍了胃食管反流病临床前沿知识和诊疗经验,可读性和实用性强,故本胃食管反流专科团队将其译为中文,为国内相关医务工作者提供参考。

吴继敏

火箭军总医院

胃食管反流病科

前　言

　　胃食管反流病是所有医学专科都会遇到的常见临床疾病。在过去的几年中，人们对这种疾病的病理生理学的了解越来越多，治疗方案也愈加广泛。改进和新型的诊断检查为临床医生建立诊断提供了更简单的方法，并为患者提供了最新的治疗选择。本书汇集了世界食管病学和反流病领域一线专家的论述与经验分享。各章节的编排使读者能够系统地了解胃食管反流病的定义，识别当前的诊断挑战，并为读者提供了有关反流性疾病的药物、内镜和手术方案的最新信息。我们对所有参与编写者表示感谢，并希望本书能够为这种常见疾病提供更深入的了解，为患者获得最佳诊疗铺平道路。

Michael F.Vaezi MD. PhD, MSc

目　录

第 1 章

胃食管反流病(GERD)的定义

Amit Patel, C. Prakash Gyawali

胃食管反流病(GERD)是胃肠道门诊最常见的诊断之一,在世界范围内具有重要的临床影响和疾病负担[1]。对基于人群的研究进行的系统性回顾表明,GERD 的患病率在西方国家为 10%~20%,在亚洲为 5%[2]。世界范围内 GERD 的患病率都高于发病率,提示它是一种慢性疾病[2]。据美国医疗保健系统统计,仅 GERD 每年直接花费就超过了 90 亿美元[3]。有充分的证据表明,GERD 对生活质量造成负面影响,有持续性 GERD 症状的患者,其身体和精神的健康相关生活质量(HRQOL)都有所下降[4]。这些影响主要来自症状性表现,因此 GERD 的症状性定义十分重要[1]。随着年龄的增长,反流性食管炎的严重程度和 Barrett 食管炎 (BE) 的患病率增加,而症状的普遍性减少, 突出了 GERD 诊断性定义的重要性[5]。在本章中,我们将探讨定义 GERD 的不同方法——症状性定义、内镜定义、动态反流监测(酸和阻抗监测)的参数定义、结构和解剖异常的诊断意义,以及新的诊断方法对 GERD 定义的影响。

GERD 的范畴

胃食管反流(GER),即胃内容物通过食管胃连接处(EGJ)和食管下括约肌(LES)反流,GER 可能是生理性的,尤其是在餐后。存在一定的内在机制使得 LES 应对胃底的扩张而出现短暂性松弛,导致空气排出(嗳气)[6]。正常生理条件下,LES 静息压、与 LES 同水平的吸气相膈肌脚的挤压以及 His 角, 共同阻止胃内容物大量通过 EGJ 和 LES 而发生反流。然而,短暂性 LES 松弛(TLESR)会导致少量的胃内容物反流进入食管;在健康个体中,食管的继发性蠕动可有效避免反流物重新进入胃部[7]。

GER 伴发症状(胃灼热或反流)或黏膜损伤(食管炎或 BE)时就变成了 GERD[8,9]。症状和黏膜损伤并不相互排斥,而且可以独立存在。因此,主观的症状分析和食管黏膜的内镜检查可能并不一定就提示 GERD 的存在。GERD 相关性症状可以是非典型症状

(非心源性胸痛,NCCP),甚至是食管外症状(咳嗽、哮喘、牙腐蚀),这使得 GERD 的诊断更加复杂[1]。除评估症状和上消化道内镜检查食管黏膜外,能够定量分析反流和评估反流与症状相关性的诊断性试验,为 GERD 的定义提供了进一步的思路。

基于症状的定义

GERD 的临床表现基本上以症状为主,绝大多数患者都表现出典型症状如胃灼热和反流。然而,学者们对定义 GERD 的非典型症状的认识也在不断加深,尤其是当非典型症状单独出现,然而不伴有典型症状或内镜下的黏膜损伤时。鉴于不同地区对 GERD 相关性症状的定义不同,可能给 GERD 的诊断带来困难,因此蒙特利尔分类的国际共识小组得以成立,以确立 GERD 的全球性定义[1]。该协作组使用改良的 Delphi 流程,在两年内提出了与 GERD 定义相关的 50 条共识申明,并于 2006 年发表该共识。该共识的核心内容是,将 GERD 定义为胃内容物反流进入食管和其近端,引起不适症状和(或)并发症[1]。

蒙特利尔分类强调了定义 GERD 的症状必须引起患者的"不适"。这样会对患者的健康产生不利影响;基于人群的研究表明;至少每周 2 次的轻度症状或至少每周 1 次的中至重度症状可能接近该标准[10,11]。也有其他学者表明,每周 2 次以上的胃灼热症状会对生活质量产生负面影响[12]。然而在实际工作中,临床医生常依赖患者自身决定反流症状是否为"不适"症状,而不是依赖特定频率或持续时间的临界值来定义 GERD。在缺乏食管黏膜损伤的情况下,未被患者定义为"不适"症状的偶发胃灼热症状也不符合蒙特利尔分类标准中关于症状性 GERD 综合征的标准[13]。

蒙特利尔分类表明,胃灼热和反流是 GERD 的典型症状表现,任一症状单独出现即可怀疑 GERD 的存在,2008 年该观点被美国胃肠病学会(AGA)所采纳[14]。然而,GERD 的典型症状(胃灼热和反流)本身对 GERD 诊断的预测性并不是太高。在一项大型队列研究中,33 000 例有 GERD 典型症状的患者接受了电子胃镜检查,其中 27.8% 有糜烂性食管炎,9.1% 有 BE,3.7% 有食管狭窄,44.8% 有食管裂孔疝,39% 未见异常[15]。在另一项研究中,与 GERD 的内镜证据相比,典型症状的敏感性只有 44%,而特异性为 87%[16]。以动态反流监测作为金标准时,典型症状对 GERD 诊断的预测性要更高一些。在一项有选择性人群的研究中,超过 300 例患者完成了 24 小时动态 pH 值监测,典型症状的敏感性为 78%,特异性为 60%[17]。同样,在一项有 228 例患者的队列研究中,只有胃灼热与 pH 值监测中的异常酸暴露显著相关,其阳性预测值为 43%,阴性预测值为 82%,总准确率为 78%[18]。如果加上 PPI 试验,症状性诊断的作用就更高(将在下文讨论)。

在过去 20 年间,定义 GERD 的显著进步就是区分了食管综合征和食管外综合征。

在蒙特利尔分类中,食管综合征进一步细分为症状性综合征(典型反流综合征、反流性胸痛综合征)和食管损伤综合征(反流性食管炎、反流性狭窄、BE 和食管腺癌)[1]。食管外综合征进一步细分为明确相关(反流性咳嗽、反流性喉炎、反流性哮喘和反流性牙腐蚀)和可能相关(咽炎、鼻窦炎、特发性肺纤维化和复发性中耳炎)。

内镜和动态反流监测对食管外综合征的诊断能力不如典型症状。现有的诊断试验,包括喉镜检查、上消化道内镜、pH 值监测和 pH 值-阻抗监测,用于评估可疑食管外反流症状的准确性并不理想[19],而且大大增加了医疗开支。事实上,可疑食管外反流症状在最初一年的检查和处理费用可能超过了典型症状的 GERD 的 5 倍[20]。

基于 PPI 试验症状反应的定义

患者初次就诊时,经验性 PPI 试验常用来诊断 GERD,根据 PPI 试验的症状反应来证实是否存在 GERD。在最早报道该方法的研究中, 患者早餐前服用 40mg 奥美拉唑,晚餐前服用 20mg 奥美拉唑,持续 7 天,结果 80% 的有胃灼热症状的 GERD 患者症状得到改善,而只有 42% 的胃灼热症状的非 GERD 患者症状得到改善[21]。与异常酸暴露或糜烂性食管炎相比,PPI 试验(奥美拉唑每天 2 次,服用 7 天)的敏感性为 75%~80%,特异性为 55%[21,22]。在一项把 GERD 定义为内镜下存在糜烂性食管炎的研究中,PPI 试验与酸暴露和 24 小时 pH 值监测中的症状指数(SI)有相似的敏感性(83% 对 80%)[23]。在一项包含 15 项研究的荟萃分析中,以动态 pH 值监测作为参考标准,PPI 试验诊断 GERD 的阳性概率比为 1.63~1.87,敏感性和特异性分别为 78% 和 54%[24]。

对于非 GERD 胃灼热的 PPI 试验的症状反应,其解释应小心谨慎,因为其他过程(如嗜酸细胞性食管炎或功能性胃灼热)在抑酸治疗后症状也可能得到改善。再者,非糜烂性食管炎患者接受抑酸治疗后症状改善情况可能不如糜烂性食管炎患者, 并且 PPI 无效的患者仍然可以有反流性症状[1,14,25]。然而,PPI 试验无效对诊断 GERD 有较高的阴性预测值,并且它至少提示应行进一步检查。尽管 PPI 试验的特异性有限,但它较为简单,成本较低,因此被广泛应用于可疑 GERD 症状的初始评估和处理[26]。

除非心源性胸痛外,经验性 PPI 治疗对大多数非典型症状的诊断能力不如典型症状。两项荟萃分析评估了 PPI 试验诊断非心源性胸痛的能力[以 pH 值监测和(或)内镜作为参考标准],发现其敏感性和特异性分别为 80% 和 74%[27,28]。相比之下,PPI 试验对可疑食管外症状的诊断能力则很差。例如,一项 Cochrane 荟萃分析发现,非吸烟并且肺活量正常的慢性咳嗽患者接受 2~3 个月的 PPI 试验或给予安慰剂后,症状改善无显著差异[29]。同样,在一项随机对照实验中,非吸烟的慢性咳嗽患者随机接受为期 3 个月的 PPI 治疗(每天 2 次)或给予安慰剂,结果两组之间咳嗽相关生活质量或症状改善无显著差异[30]。这些数据提示食管外症状通常由多因素引起,GERD 可能是食管外症状的共同因素,而非唯一病因。

内镜定义

GERD 的内镜定义在于发现食管黏膜损伤。蒙特利尔分类将 GERD 的食管并发症定义为反流性食管炎、出血、狭窄、BE 和食管腺癌。反流性食管炎是黏膜损伤最常见的形式,上消化道内镜下可见鳞柱状上皮连接处近端的远端食管黏膜破损。洛杉矶(LA)分类由国际食管炎分类工作组(IWGCO)提出,被广泛用于反流性食管炎严重程度的分级,其最终形式于 1999 年发表[31,32]。反流性食管炎的 LA 分类如下:A 级,黏膜破损长度<5mm,未超过两个黏膜皱襞的顶端;B 级,黏膜破损长度>5mm,超过两个黏膜皱襞的顶端;C 级,黏膜破损超过两个黏膜皱襞的顶端但未超过 75%的食管周径;D 级,黏膜破损超过 75%的食管周径。

有限的数据表明,健康无症状个体可能很少出现 LA-A 级食管炎(在一项研究中对照组有 8%出现 LA-A 级食管炎[33]),而缺乏病理性 GERD 的患者基本上不会出现更高级别的食管炎。反流性食管炎的洛杉矶分类对 PPI 治疗效果有预测作用,其中 LA-A 级食管黏膜愈合率最高,LA-D 级食管黏膜愈合率最低。LA-D 级在停药后复发率最高[34,35]。经验性 PPI 试验的日益流行以及其作为非处方药的便利性,使得内镜下发现食管炎的可能性进一步减少,从而将内镜的作用限制于评估治疗失败,以及存在警觉症状时评估并发症[14]。

内镜下发现食管炎则定义为糜烂性 GERD(ERD),而很大一部分反流性疾病是非糜烂性的(内镜下无黏膜破损),称为非糜烂性反流病(NERD)。随着经验性 PPI 治疗的流行,食管炎的治愈率提高,由于 PPI 治疗的患者相比非 PPI 治疗的患者更容易被诊断为 NERD,因此近几十年来反流性食管炎的诊断不断向 NERD 偏移[36]。基于人群的研究提示,约 1/3 的 GERD 患者为 ERD,剩下的 2/3 为 NERD[9,37]。存在糜烂性食管炎可以诊断为 GERD,但内镜未发现食管炎并不能排除 GERD 的诊断,这时需要进行 pH 值监测来诊断 NERD。内镜下食管黏膜正常时,组织学表现对 GERD 的诊断力很低[38](见下文"食管组织学和黏膜完整性")。

然而,对可疑 BE 段进行组织病理检查发现的肠化生与食管异常酸暴露有很高的一致性[39],但不一定伴有反流症状[39,40]。食管酸暴露时间延长时,有 BE 遗传倾向的患者发展为 BE,这也是一种对抗腐蚀性损伤和症状的保护机制,因此 BE 节段对酸引起的症状不太敏感。人口筛查研究提示,瑞典无症状成人中 BE 的患病率为 1.6%,而已诊断为 GERD 的高危人群(慢性 GERD,高龄,白人男性)中 BE 的患病率可达 13%[37]。虽然 BE 是癌前病变,但估计发展为食管腺癌的风险约为每年 0.5%[11]。因此,虽然对有患病倾向的个体推荐筛查 BE,但从诊断反流性疾病和预防食管癌来看,基于人群的筛查并不划算。然而,内镜下组织活检证实 BE 则认为存在 GERD,并且可以明确 GERD 治疗的必要性[26]。

基于动态反流监测的定义:酸暴露时间

动态 pH 值监测能定量评估食管酸暴露时间, 且邻近有反流症状发生时评估症状–反流相关性。使用导管的动态 pH 值监测在 20 世纪 70 年代被引入,用来评估 24 小时内的食管酸暴露。其中最直观的参数就是酸暴露时间(AET,即 pH 值<4 占总时间百分比)。用来定义停用 PPI 治疗后异常酸暴露的 AET 临界值为 4%~5%[42,43]。虽然有学者提议区分睡眠和清醒时的酸暴露,但传统上 pH 值监测都是按体位(直立和卧位)来进行分析的[44,45]。因为酸反流事件更多发生在直立位,无症状对照组和 GERD 患者的直立位酸暴露时间均高于卧位酸暴露时间,因此定义异常食管酸暴露的临界值在直立位高于卧位(分别是 6%~10% 和 1%~6%)[46-51]。

对接受 PPI 试验的患者,研究建议的 AET 临界值为 1.6%[52,53]。无线 pH 值系统允许更长的监测时间、更好的患者耐受性以及监测期间对患者日常活动限制更少[54]。有了这些无线 pH 值系统,通过使用更长电池寿命的便携式记录器可以使记录时间延长到 48~96 小时,但是如果没有在日记上严格地记录进食时间,那吞咽的酸性物质与酸性反流事件将不能区分开。对无线 pH 值监测, 对照组在两天的监测时间内远端食管 AET 的第 95 百分位数为 5.3%,稍高于基于导管的 pH 值系统[55]。无线 pH 值监测很好地描述了 AET 的日变异情况, 对 24 小时 pH 值研究或数天无线 pH 值研究中任一天中 AET 临界值的有效性提出了质疑[43,55]。然而,AET 临界值还是常用于定量评估抑酸治疗不完全有效患者的食管酸暴露情况,或用于抗反流手术前明确异常酸暴露的存在。

DeMeester 评分是用来定量评估食管酸暴露的合成分数,由动态 pH 值监测中的 6 项参数组成:①pH 值<4 占总时间百分比;②直立位 pH 值<4 的时间百分比;③卧位 pH 值<4 的时间百分比;④反流事件的总次数;⑤>5min 反流事件的次数;⑥最长反流事件的持续时间[46]。DeMeester 评分>14.7~14.9 则认为异常[56]。

进行 pH 值监测前通常需要停用抑酸药物,以对 GERD 可能性较低的患者进行评估,或为可能行内镜或腹腔镜下抗反流治疗的患者明确 GERD 的诊断。抑酸治疗期间的 pH 值监测的临床作用不大,而 pH 值–阻抗监测能提供额外的信息,即能发现弱酸反流事件。因此 pH 值–阻抗监测常用于评估抑酸治疗不完全有效的难治性症状患者,并且监测期间不停用抑酸药物,以便发现持续存在的反流事件。

基于阻抗的定义

阻抗监测是基于对食管导管上电极组之间微小电流抵抗的记录。在至少 3 对连续的远端阻抗电极上检测到阻抗值逆行降低>50%(对应电极附近存在反流物),则认为发生了反流事件[43]。因此,阻抗监测相对传统 pH 值监测的主要优势在于它能够在不用考虑 pH 值的情况下检测到反流事件,从而能检测到弱酸反流并且允许在抑酸治疗期间进行监测。

关于使用食管多通道腔内阻抗(MII)评估反流发生的第一个共识于 2004 年发表[57]。该共识区分了酸反流(pH 值<4)、弱酸反流(pH 值 4~7)和非酸反流(或弱碱反流;pH值>7)。因此,与传统的单纯 pH 值监测相比,联合 MII-pH 值监测在检测反流事件上有更高的敏感性。这种提高主要来自对弱酸反流和非酸反流事件的检测能力,因此MII-pH 值监测也可以在 PPI 治疗期间进行。因为黏膜酸化的中和通常滞后于食管内反流物的清除,因此 pH 值检测到的反流事件时间通常比阻抗长,所以食团与远端食管电极组的接触时间往往比酸暴露时间(AEC)短得多[49]。AET 对应的阻抗参数是反流暴露时间(RET),或反流物与 LES 上方 5cm 处(对应远端食管 pH 值感受器)阻抗电极接触的时间。一项多中心的研究通过对健康对照者的调查建立了异常 RET 临界值(1.4%)[49]。但该临界值对抗反流治疗效果的预测性尚未被证实[58]。

反流事件的次数

动态反流监测中的反流事件总次数被用来定义 GERD。两项研究(一项来自美国,一项来自欧洲)有相似的结果,它们发现健康志愿者的 24 小时 pH 值-阻抗监测中反流事件总次数的第 95 百分位数值为 73~75,提示更高的反流事件次数可用来诊断GERD[49,50]。近期的数据表明:更低的反流事件总次数临界值可用于识别 GERD,停用PPI 的情况下,低至 53 的临界值也可能对 GERD 有鉴别作用[59]。

在抑酸治疗期间,酸反流事件减少而检测到的弱酸反流事件增加。在一项具有重大意义的研究中,研究者对比使用奥美拉唑前后的 pH 值-阻抗监测发现,尽管反流事件的总次数相似,但酸反流事件次数显著减少,而非酸反流事件次数几乎翻倍[60]。奥美拉唑治疗后胃灼热症状改善,而反流症状多见。其他研究报道抑酸治疗后 GERD 患者的反流事件总次数减少,推测是因为胃酸分泌减少导致[61]。因此,PPI 治疗期间 pH 值-阻抗监测中定义 GERD 的反流事件总次数的临界值要偏低。PPI 治疗期间反流事件总次数正常值的第 95 百分位数为 48~57[49,59]。

在缺乏异常 AET 或其他反流参数的情况下，仅仅依靠反流事件总次数进行的结果研究，其作用是有限的。虽然抗反流手术后反流事件总次数显著减少[62]，但仅靠这个指标并不足以预测良好的治疗效果[63]。其原因可能是，每次反流事件的持续时间有很大的差异，如果患者反流事件次数少而时间延长，其食管也会有显著的酸暴露或反流暴露。然而，反流事件次数在评估症状和反流事件的相关性中确实有相应的作用。

症状–反流相关性

pH 值监测和 pH 值–阻抗监测除了能定量分析食管酸暴露和反流事件以外，还能评估反流事件和食管症状的相关性。这两项监测中使用最多的参数就是症状指数(SI)和症状相关概率(SAP)。对于 pH 值–阻抗监测，这些症状–反流相关性的参数包括 pH 值检测到的反流事件和阻抗检测到的反流事件。SI 是与反流相关的症状次数除以总的症状次数[64]。一项研究使用受试者工作特征曲线(ROC 曲线)分析胃灼热和反流的相关性，得出 SI>50%是阳性相关性的临界值[65]。

研究者提出了两种计算 SAP 的方法。其中 Weusten 法最常用，该方法将 24 小时监测时间分成连续的 2 分钟节段[66]。通过描述是否存在症状和反流，建立 2×2 列联表，使用 Fisher 精确检验计算出症状和反流相关性由偶然引起的概率 P 值[66]。SAP 也可以使用 Ghillibert 概率估计法(GPE)计算，即在总的症状次数范围中反流相关性症状的确切次数的部分概率之和，同时考虑研究的总时间和总的暴露时间[66]。不论计算方法，SAP>95%时则认为症状–反流相关性为阳性，对应 $P<0.05$，或症状和反流相关性由偶然引起的概率<5%。尽管 SI 可能和 SAP 不一致，尤其是在症状有限或频繁的情况下，但计算 SAP 的两种方法几乎可以互换使用(不一致性不到 3%)[68]。由于 pH 值–阻抗监测能发现更多的反流事件，因此其相对于单纯 pH 值监测更能检测到阳性的症状–反流相关性[69]，尤其是在停止抑酸治疗的情况下[58]。

症状–反流相关性是动态 pH 值监测和 pH 值–阻抗监测中最薄弱的关联，因为该参数严重依赖于患者在事件记录器上及时记录出现的症状[70]。然而，症状–反流相关性在特定情况下呈阳性也有其价值。它有助于强化动态监测中的反流证据，并且有强烈 GERD 证据(同时有异常酸暴露和阳性症状–反流相关性)的患者抗反流治疗后症状改善最明显[71,72]。在参数仅符合生理性反流标准时，阳性症状–反流相关性能鉴别出一组特征更接近功能性食管疾病而不是 GERD 的患者。即使之前被划分为 NERD 或命名为"酸敏感"，这类患者与功能性胃灼热(而不是真正的 GERD)患者有相似的精神和 HRQOL 特征[73]。反流高敏感性被用来描述 pH 值–阻抗监测中症状–反流相关性阳性的情况，从而将之前 pH 值监测阴性而诊断为功能性胃灼热的患者转移到 pH 值–阻抗监测中的反流高敏感性这一类别[73]。

有一些因素影响症状-反流相关性的临床应用。其中的计算高度依赖于症状发生,而症状发生因症状感知和患者记录症状的依从性不同而变化[74]。具体来说,非常多或非常少次数的症状发生都能显著影响 SI 的计算[68]。在这种情况下 SAP 估算可能有更好的价值,因为它将无症状的时间段考虑在内(反流暴露可能也是有限的)。SI 和 SAP 可能被过度解释,尤其是在缺乏高度反流率的情况下[70]。因此,阳性症状-反流相关性结果在评估 GERD 方面比阴性结果更有临床价值。

钡餐造影

出现食管症状时常进行钡餐造影,但它在 GERD 的诊断中作用有限。虽然钡餐造影在发现食管炎(为网状或细结节状表现)方面总的敏感性约 65%,但敏感性随食管炎的分级降低而降低[20]。无任何刺激动作的钡餐造影能发现 1/3~1/2 的 GERD 患者[75,76];而有刺激性动作时能在 70%的患者中发现反流证据[77]。钡餐造影在诊断 GERD 中最主要的问题在于 GERD 的最重要机制(一过性食管下括约肌松弛,TLESR)能在正常个体中出现,导致直立位时钡剂从胃内反流至食管。另一方面,如果造影期间未出现 TLESR,有反流性疾病的患者可能得出阴性结果。因此,钡剂造影用于诊断 GERD 的敏感性和特异性使得该检查不足以用来作为 GERD 的筛选手段[26,78]。然而,钡剂造影提供了极好的解剖细节,对于评估 GERD 的并发症(如狭窄或环)或在治疗前评估食管的解剖非常重要[26,79]。

虽然食管裂孔疝在 GERD 患者中较常见,但仅仅有食管裂孔疝并不能确定 GERD。许多有食管裂孔疝的患者并没有 GERD 症状,而许多 GERD 患者也没有食管裂孔疝。有食管裂孔疝和无食管裂孔疝的 GERD 患者,其酸暴露异常无显著差异[78]。在另一项对 300 多例患者的研究中,在不考虑食管裂孔疝存在的情况下,多数患者有正常的 pH 值监测参数,但疝更大的患者更容易有异常的 pH 值监测参数[80]。裂孔疝的存在确实降低了 GERD 患者对 PPI 应答的可能性[81]。

尽管食管裂孔疝可能不能定义 GERD,但食管裂孔疝的存在会影响 LES 基础压、食管排空和 TLESR。Sloan 和 Kahrilas 同时使用电视透视检查和食管测压来评估食管裂孔疝对食管排空的影响,他们发现与对照组相比,非还原性疝的食管排空受损,其主要原因是"晚期逆向流动",提示 EGJ 功能受损[82]。同样,GERD 中裂孔疝的存在与更高的反流高度和更低的远端食管体蠕动幅度相关[83],而大裂孔疝(>3cm)与小裂孔疝或无裂孔疝相比,LES 更短且更弱[84]。

上消化道内镜或食管造影可发现裂孔疝。高分辨率测压也能区分 LES 和膈肌的分离,从而定义食管裂孔疝[85]。然而,没有一项研究有明确的检测敏感性,尤其是当疝很小和间歇存在时[86]。

"酸袋"(acid pocket)的概念对于理解食管裂孔疝在 GERD 诊断中的相关性十分重要。酸袋由漂浮在接近 EGJ 的摄入食物近端的胃酸池组成,这些胃酸由食物刺激分泌。这个概念在 2001 年第一次被研究者提出,研究方法是在餐后状态下,逐步将 pH 值导管从胃近端拔出越过 EGJ[87]。对 GERD 患者,酸袋可能充当反流入食管物质的储液器,可能导致症状或黏膜损伤[88]。与健康志愿者相比,GERD 患者的酸袋长度增加,在食管裂孔疝中酸袋也更靠近近端[89]。食管裂孔疝似乎有助于将酸袋固定于膈肌上方,因此代表反流增加的一个重要危险因素。

食管组织学和黏膜完整性

尽管过去不鼓励对内镜正常的黏膜进行随机活检,但随着对 EoE 作为食管症状机制之一的认识增加,对内镜正常的黏膜进行活检也显得十分重要[38]。由反流导致的组织学表现有乳头长度增加、基底细胞增生、白细胞和(或)嗜酸性粒细胞浸润。与症状和内镜改变相比,这些表现诊断 GERD 的敏感性为 30%,特异性为 78%[90]。

对食管黏膜完整性的评估已经进展到对细胞间隙增宽(DIS)的评估,DIS 的出现可能代表着食管鳞状上皮保护屏障的破坏。DIS 在 ERD 和 NERD 中均被确认,并且它被认为是由酸暴露引起;它可能在抑酸治疗后消失[91]。渗透性增加可能有助于产生食管症状[92]。然而,DIS 的特异性可能有限,因为在近 1/3 的无症状对照组中也发现了 DIS[93]。因此,现在使用 DIS 作为诊断 GERD 的临床工具还为时过早。

食管基线阻抗(BI)是另一种评估食管黏膜完整性的新方法。GERD 患者的远端食管 BI 值低于健康对照者或食管酸暴露正常的症状性患者。另外,抑酸治疗能增加 GERD 患者的 BI 水平,提示 BI 水平能反映由反流引起的食管黏膜改变,并且这种改变在抑酸治疗后可能好转[94]。取值为 2100Ω 的 BI 临界值可能将 GERD 与功能性胃灼热区分开,并且其敏感性和特异性均超过 70%,提示 BI 在评估 PPI-难治性反流症状方面可能其有临床应用价值[95]。然而,目前 BI 尚未作为诊断 GERD 的参数而被广泛评估。

反流证据的强度

本章中描述的诊断性试验结合在一起时可能增加诊断反流病的信心,因为反流证据更强的患者在抗反流治疗后症状改善更明显。例如,有胃灼热症状的 NERD 患者在 pH 值监测阳性的情况下有更高的胃灼热治愈率(72%),而只有胃灼热或内镜无异常时胃灼热治愈率只有 50%[96]。同样,异常 pH 值参数和阳性症状–反流相关性的组合也能预测抗反流治疗后更高可能性的症状应答,并且该组合对典型和不典型反流症状都具有预测性。这些发现表明,当 GERD 的定义在多个检查中被满足时,诊断 GERD 的信心也随之增加。

结论

GERD 的定义——症状性、内镜、动态反流监测、解剖或新的诊断方法——在过去几十年间已经有了很大的发展,但在大多数临床实践中,常用来定义 GERD 的还是症状和(或)PPI 试验疗效,尤其是典型症状(胃灼热或反流)[26]。PPI 试验的流行将难治性 GERD 的概念从未愈合的黏膜疾病转移至 PPI 治疗后症状仍持续的疾病,后者有时也意味着弱酸或非酸反流[97]。诊断性试验能完善临床诊断,尤其是在症状不典型或 PPI 治疗后诊断仍有疑问的情况下。

(邓昌荣 陈冬 译)

参考文献

1. Vakil N, van Zanten SV, Kahrilas P, Dent J, Jones R, Global Consensus Group. The Montreal definition and classification of gastroesophageal reflux disease: a global evidence-based consensus. Am J Gastroenterol. 2006;101:1900–20; quiz 1943.
2. Dent J, El-Serag HB, Wallander MA, Johansson S. Epidemiology of gastro-oesophageal reflux disease: a systematic review. Gut. 2005;54:710–7.
3. Shaheen NJ, Hansen RA, Morgan DR, Gangarosa LM, Ringel Y, Thiny MT, et al. The burden of gastrointestinal and liver diseases, 2006. Am J Gastroenterol. 2006;101:2128–38.
4. Becher A, El-Serag H. Systematic review: the association between symptomatic response to proton pump inhibitors and health-related quality of life in patients with gastro-oesophageal reflux disease. Aliment Pharmacol Ther. 2011;34:618–27.
5. Becher A, Dent J. Systematic review: ageing and gastro-oesophageal reflux disease symptoms, oesophageal function and reflux oesophagitis. Aliment Pharmacol Ther. 2011;33:442–54.
6. Boeckxstaens GE. Review article: the pathophysiology of gastro-oesophageal reflux disease. Aliment Pharmacol Ther. 2007;26:149–60.
7. Castell DO, Murray JA, Tutuian R, Orlando RC, Arnold R. Review article: the pathophysiology of gastro-oesophageal reflux disease—oesophageal manifestations. Aliment Pharmacol Ther. 2004;20 Suppl 9:14–25.
8. Fass R. Erosive esophagitis and nonerosive reflux disease (NERD): comparison of epidemiologic, physiologic, and therapeutic characteristics. J Clin Gastroenterol. 2007;41:131–7.
9. Savarino E, Zentilin P, Savarino V. NERD: an umbrella term including heterogeneous subpopulations. Nat Rev Gastroenterol Hepatol. 2013;10:371–80.
10. Ronkainen J, Aro P, Storskrubb T, Lind T, Bolling-Sternevald E, Junghard O, et al. Gastro-oesophageal reflux symptoms and health-related quality of life in the adult general population–the Kalixanda study. Aliment Pharmacol Ther. 2006;23:1725–33.
11. Wiklund I, Carlsson J, Vakil N. Gastroesophageal reflux symptoms and well-being in a random sample of the general population of a Swedish community. Am J Gastroenterol. 2006;101:18–28.
12. Dent J, Armstrong D, Delaney B, Moayyedi P, Talley NJ, Vakil N. Symptom evaluation in

reflux disease: workshop background, processes, terminology, recommendations, and discussion outputs. Gut. 2004;53 Suppl 4:iv1–24.

13. Kahrilas PJ, Shaheen NJ, Vaezi MF, Hiltz SW, Black E, Modlin IM, et al. American Gastroenterological Association Medical Position Statement on the management of gastroesophageal reflux disease. Gastroenterology. 2008;135:1383–91, e1–5.

14. Kahrilas PJ, Shaheen NJ, Vaezi MF, American Gastroenterological Association Institute, Clinical Practice and Quality Management Committee. American Gastroenterological Association Institute technical review on the management of gastroesophageal reflux disease. Gastroenterology. 2008;135:1392–413, e1–5.

15. Dickman R, Mattek N, Holub J, Peters D, Fass R. Prevalence of upper gastrointestinal tract findings in patients with noncardiac chest pain versus those with gastroesophageal reflux disease (GERD)-related symptoms: results from a national endoscopic database. Am J Gastroenterol. 2007;102:1173–9.

16. Voutilainen M, Sipponen P, Mecklin JP, Juhola M, Färkkilä M. Gastroesophageal reflux disease: prevalence, clinical, endoscopic and histopathological findings in 1,128 consecutive patients referred for endoscopy due to dyspeptic and reflux symptoms. Digestion. 2000;61:6–13.

17. Klauser AG, Schindlbeck NE, Muller-Lissner SA. Symptoms in gastro-oesophageal reflux disease. Lancet. 1990;335:205–8.

18. Eubanks TR, Omelanczuk P, Richards C, Pohl D, Pellegrini CA. Outcomes of laparoscopic antireflux procedures. Am J Surg. 2000;179:391–5.

19. Madanick RD. Extraesophageal presentations of GERD: where is the science? Gastroenterol Clin North Am. 2014;43:105–20.

20. Francis DO, Rymer JA, Slaughter JC, Choksi Y, Jiramongkolchai P, Ogbeide E, et al. High economic burden of caring for patients with suspected extraesophageal reflux. Am J Gastroenterol. 2013;108:905–11.

21. Fass R, Ofman JJ, Gralnek IM, Johnson C, Camargo E, Sampliner RE, et al. Clinical and economic assessment of the omeprazole test in patients with symptoms suggestive of gastroesophageal reflux disease. Arch Intern Med. 1999;159:2161–8.

22. Johnsson F, Weywadt L, Solhaug JH, Hernqvist H, Bengtsson L. One-week omeprazole treatment in the diagnosis of gastro-oesophageal reflux disease. Scand J Gastroenterol. 1998;33:15–20.

23. Fass R, Ofman JJ, Sampliner RE, Camargo L, Wendel C, Fennerty MB. The omeprazole test is as sensitive as 24-h oesophageal pH monitoring in diagnosing gastro-oesophageal reflux disease in symptomatic patients with erosive oesophagitis. Aliment Pharmacol Ther. 2000;14:389–96.

24. Numans ME, Lau J, de Wit NJ, Bonis PA. Short-term treatment with proton-pump inhibitors as a test for gastroesophageal reflux disease: a meta-analysis of diagnostic test characteristics. Ann Intern Med. 2004;140:518–27.

25. DeVault KR, Castell DO, American College of Gastroentrology. Updated guidelines for the diagnosis and treatment of gastroesophageal reflux disease. Am J Gastroenterol. 2005;100:190–200.

26. Katz PO, Gerson LB, Vela MF. Guidelines for the diagnosis and management of gastroesophageal reflux disease. Am J Gastroenterol. 2013;108:308–28; quiz 329.

27. Cremonini F, Wise J, Moayyedi P, Talley NJ. Diagnostic and therapeutic use of proton pump inhibitors in non-cardiac chest pain: a metaanalysis. Am J Gastroenterol. 2005;100:1226–32.

28. Wang WH, Huang JQ, Zheng GF, Wong WM, Lam SK, Karlberg J, et al. Is proton pump inhibitor testing an effective approach to diagnose gastroesophageal reflux disease in patients with noncardiac chest pain? A meta-analysis. Arch Intern Med. 2005;165:1222–8.

29. Chang AB, Lasserson TJ, Gaffney J, Connor FL, Garske LA. Gastro-oesophageal reflux treatment for prolonged non-specific cough in children and adults. Cochrane Database Syst Rev. 2011:CD004823.

30. Shaheen NJ, Crockett SD, Bright SD, Madanick RD, Buckmire R, Couch M, et al. Randomised clinical trial: high-dose acid suppression for chronic cough – a double-blind, placebo-controlled study. Aliment Pharmacol Ther. 2011;33:225–34.

31. Armstrong D, Bennett JR, Blum AL, Dent J, De Dombal FT, Galmiche JP, et al. The endoscopic assessment of esophagitis: a progress report on observer agreement. Gastroenterology.

1996;111:85–92.

32. Lundell LR, Dent J, Bennett JR, Blum AL, Armstrong D, Galmiche JP, et al. Endoscopic assessment of oesophagitis: clinical and functional correlates and further validation of the Los Angeles classification. Gut. 1999;45:172–80.

33. Takashima T, Iwakiri R, Sakata Y, Yamaguchi D, Tsuruoka N, Akutagawa K, et al. Endoscopic reflux esophagitis and Helicobacter pylori infection in young healthy Japanese volunteers. Digestion. 2012;86:55–8.

34. Richter JE, Kahrilas PJ, Johanson J, Maton P, Breiter JR, Hwang C, et al. Efficacy and safety of esomeprazole compared with omeprazole in GERD patients with erosive esophagitis: a randomized controlled trial. Am J Gastroenterol. 2001;96:656–65.

35. Lauritsen K, Deviere J, Bigard MA, Bayerdörffer E, Mózsik G, Murray F, et al. Esomeprazole 20 mg and lansoprazole 15 mg in maintaining healed reflux oesophagitis: metropole study results. Aliment Pharmacol Ther. 2003;17 Suppl 1:24; discussion 25–7.

36. Gaddam S, Wani S, Ahmed H, Maddur P, Hall SB, Gupta N, et al. The impact of pre-endoscopy proton pump inhibitor use on the classification of non-erosive reflux disease and erosive oesophagitis. Aliment Pharmacol Ther. 2010;32:1266–74.

37. Ronkainen J, Aro P, Storskrubb T, Johansson SE, Lind T, Bolling-Sternevald E, et al. Prevalence of Barrett's esophagus in the general population: an endoscopic study. Gastroenterology. 2005;129:1825–31.

38. Vela MF. Diagnostic work-up of GERD. Gastrointest Endosc Clin N Am. 2014;24:655–66.

39. Brandt MG, Darling GE, Miller L. Symptoms, acid exposure and motility in patients with Barrett's esophagus. Can J Surg. 2004;47:47–51.

40. Lagergren J, Bergstrom R, Lindgren A, Nyrén O. Symptomatic gastroesophageal reflux as a risk factor for esophageal adenocarcinoma. N Engl J Med. 1999;340:825–31.

41. Shaheen NJ, Crosby MA, Bozymski EM, Sandler RS. Is there publication bias in the reporting of cancer risk in Barrett's esophagus? Gastroenterology. 2000;119:333–8.

42. Kahrilas PJ, Quigley EM. Clinical esophageal pH recording: a technical review for practice guideline development. Gastroenterology. 1996;110:1982–96.

43. Pandolfino JE, Vela MF. Esophageal-reflux monitoring. Gastrointest Endosc. 2009;69:917–30, e1.

44. Hershcovici T, Gasiorowska A, Fass R. Advancements in the analysis of esophageal pH monitoring in GERD. Nat Rev Gastroenterol Hepatol. 2011;8:101–7.

45. Demeester TR, Johnson LF, Joseph GJ, Toscano MS, Hall AW, Skinner DB. Patterns of gastroesophageal reflux in health and disease. Ann Surg. 1976;184:459–70.

46. Johnson LF, DeMeester TR. Development of the 24-hour intraesophageal pH monitoring composite scoring system. J Clin Gastroenterol. 1986;8 Suppl 1:52–8.

47. Jamieson JR, Stein HJ, DeMeester TR, Bonavina L, Schwizer W, Hinder RA, et al. Ambulatory 24-h esophageal pH monitoring: normal values, optimal thresholds, specificity, sensitivity, and reproducibility. Am J Gastroenterol. 1992;87:1102–11.

48. Richter JE, Bradley LA, DeMeester TR, Wu WC. Normal 24-hr ambulatory esophageal pH values. Influence of study center, pH electrode, age, and gender. Dig Dis Sci. 1992;37:849–56.

49. Shay S, Tutuian R, Sifrim D, Vela M, Wise J, Balaji N, et al. Twenty-four hour ambulatory simultaneous impedance and pH monitoring: a multicenter report of normal values from 60 healthy volunteers. Am J Gastroenterol. 2004;99:1037–43.

50. Zerbib F, des Varannes SB, Roman S, Pouderoux P, Artigue F, Chaput U, et al. Normal values and day-to-day variability of 24-h ambulatory oesophageal impedance-pH monitoring in a Belgian-French cohort of healthy subjects. Aliment Pharmacol Ther. 2005;22:1011–21.

51. Han MS, Peters JH. Ambulatory esophageal pH monitoring. Gastrointest Endosc Clin N Am. 2014;24:581–94.

52. Charbel S, Khandwala F, Vaezi MF. The role of esophageal pH monitoring in symptomatic patients on PPI therapy. Am J Gastroenterol. 2005;100:283–9.

53. Kuo B, Castell DO. Optimal dosing of omeprazole 40 mg daily: effects on gastric and esophageal pH and serum gastrin in healthy controls. Am J Gastroenterol. 1996;91:1532–8.

54. Hirano I, Richter JE, Practice Parameters Committee of the American College of Gastroenterology. ACG practice guidelines: esophageal reflux testing. Am J Gastroenterol. 2007;102:668–85.

55. Pandolfino JE, Richter JE, Ours T, Guardino JM, Chapman J, Kahrilas PJ. Ambulatory esophageal pH monitoring using a wireless system. Am J Gastroenterol. 2003;98:740–9.

56. Ayazi S, Lipham JC, Portale G, Peyre CG, Streets CG, Leers JM, et al. Bravo catheter-free pH monitoring: normal values, concordance, optimal diagnostic thresholds, and accuracy. Clin Gastroenterol Hepatol. 2009;7:60–7.

57. Sifrim D, Castell D, Dent J, Kahrilas PJ. Gastro-oesophageal reflux monitoring: review and consensus report on detection and definitions of acid, non-acid, and gas reflux. Gut. 2004;53:1024–31.

58. Patel A, Sayuk GS, Gyawali CP. Parameters on esophageal pH impedance monitoring that predict outcomes of patients with gastroesophageal reflux disease. Clin Gastroenterol Hepatol. 2014;13:884–91.

59. Zerbib F, Roman S, Bruley Des Varannes S, Gourcerol G, Coffin B, Ropert A, et al. Normal values of pharyngeal and esophageal 24-hour pH impedance in individuals on and off therapy and interobserver reproducibility. Clin Gastroenterol Hepatol. 2013;11:366–72.

60. Vela MF, Camacho-Lobato L, Srinivasan R, Tutuian R, Katz PO, Castell DO. Simultaneous intraesophageal impedance and pH measurement of acid and nonacid gastroesophageal reflux: effect of omeprazole. Gastroenterology. 2001;120:1599–606.

61. Moawad FJ, Betteridge JD, Boger JA, Cheng FK, Belle LS, Chen YJ, et al. Reflux episodes detected by impedance in patients on and off esomeprazole: a randomised double-blinded placebo-controlled crossover study. Aliment Pharmacol Ther. 2013;37:1011–8.

62. Roman S, Poncet G, Serraj I, Zerbib F, Boulez J, Mion F. Characterization of reflux events after fundoplication using combined impedance-pH recording. Br J Surg. 2007;94:48–52.

63. Patel A, Sayuk GS, Gyawali CP. Acid-based parameters on pH-impedance testing predict symptom improvement with medical management better than impedance parameters. Am J Gastroenterol. 2014;109:836–44.

64. Wiener GJ, Richter JE, Copper JB, Wu WC, Castell DO. The symptom index: a clinically important parameter of ambulatory 24-hour esophageal pH monitoring. Am J Gastroenterol. 1988;83:358–61.

65. Singh S, Richter JE, Bradley LA, Haile JM. The symptom index. Differential usefulness in suspected acid-related complaints of heartburn and chest pain. Dig Dis Sci. 1993;38:1402–8.

66. Weusten BL, Roelofs JM, Akkermans LM, Van Berge-Henegouwen GP, Smout AJ. The symptom-association probability: an improved method for symptom analysis of 24-hour esophageal pH data. Gastroenterology. 1994;107:1741–5.

67. Ghillebert G, Janssens J, Vantrappen G, Nevens F, Piessens J. Ambulatory 24 hour intrao-esophageal pH and pressure recordings v provocation tests in the diagnosis of chest pain of oesophageal origin. Gut. 1990;31:738–44.

68. Kushnir VM, Sathyamurthy A, Drapekin J, Gaddam S, Sayuk GS, Gyawali CP. Assessment of concordance of symptom reflux association tests in ambulatory pH monitoring. Aliment Pharmacol Ther. 2012;35:1080–7.

69. Bredenoord AJ, Weusten BL, Timmer R, Conchillo JM, Smout AJ. Addition of esophageal impedance monitoring to pH monitoring increases the yield of symptom association analysis in patients off PPI therapy. Am J Gastroenterol. 2006;101:453–9.

70. Slaughter JC, Goutte M, Rymer JA, Oranu AC, Schneider JA, Garrett CG, et al. Caution about overinterpretation of symptom indexes in reflux monitoring for refractory gastroesophageal reflux disease. Clin Gastroenterol Hepatol. 2011 Oct;9(10):868–74

71. Kushnir VM, Sayuk GS, Gyawali CP. Abnormal GERD parameters on ambulatory pH monitoring predict therapeutic success in noncardiac chest pain. Am J Gastroenterol. 2010;105:1032–8.

72. Hersh MJ, Sayuk GS, Gyawali CP. Long-term therapeutic outcome of patients undergoing ambulatory pH monitoring for chronic unexplained cough. J Clin Gastroenterol. 2010;44:254–60.

73. Savarino E, Marabotto E, Zentilin P, Frazzoni M, Sammito G, Bonfanti D, et al. The added value of impedance-pH monitoring to Rome III criteria in distinguishing functional heartburn from non-erosive reflux disease. Dig Liver Dis. 2011;43:542–7.

74. Kavitt RT, Higginbotham T, Slaughter JC, Patel D, Yuksel ES, Lominadze Z, et al. Symptom reports are not reliable during ambulatory reflux monitoring. Am J Gastroenterol.

2012;107:1826–32.

75. Sellar RJ, De Caestecker JS, Heading RC. Barium radiology: a sensitive test for gastro-oesophageal reflux. Clin Radiol. 1987;38:303–7.

76. Ott DJ. Gastroesophageal reflux: what is the role of barium studies? AJR Am J Roentgenol. 1994;162:627–9.

77. Thompson JK, Koehler RE, Richter JE. Detection of gastroesophageal reflux: value of barium studies compared with 24-hr pH monitoring. AJR Am J Roentgenol. 1994;162:621–6.

78. Johnston BT, Troshinsky MB, Castell JA, Castell DO. Comparison of barium radiology with esophageal pH monitoring in the diagnosis of gastroesophageal reflux disease. Am J Gastroenterol. 1996;91:1181–5.

79. Lacy BE, Weiser K, Chertoff J, Fass R, Pandolfino JE, Richter JE, et al. The diagnosis of gastroesophageal reflux disease. Am J Med. 2010;123:583–92.

80. Ott DJ, Glauser SJ, Ledbetter MS, Chen MY, Koufman JA, Gelfand DW. Association of hiatal hernia and gastroesophageal reflux: correlation between presence and size of hiatal hernia and 24-hour pH monitoring of the esophagus. AJR Am J Roentgenol. 1995;165:557–9.

81. Dickman R, Boaz M, Aizic S, Beniashvili Z, Fass R, Niv Y. Comparison of clinical characteristics of patients with gastroesophageal reflux disease who failed proton pump inhibitor therapy versus those who fully responded. J Neurogastroenterol Motil. 2011;17:387–94.

82. Sloan S, Kahrilas PJ. Impairment of esophageal emptying with hiatal hernia. Gastroenterology. 1991;100:596–605.

83. Kasapidis P, Vassilakis JS, Tzovaras G, Chrysos E, Xynos E. Effect of hiatal hernia on esophageal manometry and pH-metry in gastroesophageal reflux disease. Dig Dis Sci. 1995;40:2724–30.

84. Patti MG, Goldberg HI, Arcerito M, Bortolasi L, Tong J, Way LW. Hiatal hernia size affects lower esophageal sphincter function, esophageal acid exposure, and the degree of mucosal injury. Am J Surg. 1996;171:182–6.

85. Weijenborg PW, van Hoeij FB, Smout AJ, Bredenoord AJ. Accuracy of hiatal hernia detection with esophageal high-resolution manometry. Neurogastroenterol Motil. 2015;27:293–9.

86. Roman S, Kahrilas PJ. The diagnosis and management of hiatus hernia. Br Med J. 2014;349:g6154.

87. Fletcher J, Wirz A, Young J, Vallance R, McColl KE. Unbuffered highly acidic gastric juice exists at the gastroesophageal junction after a meal. Gastroenterology. 2001;121:775–83.

88. Kahrilas PJ, McColl K, Fox M, O'Rourke L, Sifrim D, Smout AJ, et al. The acid pocket: a target for treatment in reflux disease? Am J Gastroenterol. 2013;108:1058–64.

89. Beaumont H, Bennink RJ, de Jong J, Boeckxstaens GE. The position of the acid pocket as a major risk factor for acidic reflux in healthy subjects and patients with GORD. Gut. 2010;59:441–51.

90. Nandurkar S, Talley NJ, Martin CJ, Wyatt JM. Esophageal histology does not provide additional useful information over clinical assessment in identifying reflux patients presenting for esophagogastroduodenoscopy. Dig Dis Sci. 2000;45:217–24.

91. Calabrese C, Bortolotti M, Fabbri A, Areni A, Cenacchi G, Scialpi C, et al. Reversibility of GERD ultrastructural alterations and relief of symptoms after omeprazole treatment. Am J Gastroenterol. 2005;100:537–42.

92. Boeckxstaens GE, Rohof WO. Pathophysiology of gastroesophageal reflux disease. Gastroenterol Clin North Am. 2014;43:15–25.

93. van Malenstein H, Farre R, Sifrim D. Esophageal dilated intercellular spaces (DIS) and nonerosive reflux disease. Am J Gastroenterol. 2008;103:1021–8.

94. Kessing BF, Bredenoord AJ, Weijenborg PW, Hemmink GJ, Loots CM, Smout AJ. Esophageal acid exposure decreases intraluminal baseline impedance levels. Am J Gastroenterol. 2011;106:2093–7.

95. Kandulski A, Weigt J, Caro C, Jechorek D, Wex T, Malfertheiner P. Esophageal intraluminal baseline impedance differentiates gastroesophageal reflux disease from functional heartburn. Clin Gastroenterol Hepatol. 2015;13:1075–81.

96. Weijenborg PW, Cremonini F, Smout AJ, Bredenoord AJ. PPI therapy is equally effective in well-defined non-erosive reflux disease and in reflux esophagitis: a meta-analysis. Neurogastroenterol Motil. 2012;24:747–57, e350.

97. Boeckxstaens G, El-Serag HB, Smout AJ, Kahrilas PJ. Symptomatic reflux disease: the present, the past and the future. Gut. 2014;63:1185–93.

第 **2** 章

GERD 的并发症

Patrick Yachimski

食管急性暴露于胃和（或）十二指肠反流可导致胃炎和症状性胃食管反流病（GERD）以及糜烂性食管炎。本书其他部分讨论了 GERD 的病理生理学和食管对急性酸暴露的反应，包括食管防御机制。慢性食管酸暴露可导致食管的解剖和结构改变，从良性病变（消化道狭窄）到食管癌前病变（Barrett 食管炎）到食管腺癌。慢性 GERD 的这些食管并发症将在以下章节进行讨论。

消化性狭窄

消化性狭窄表现为远端食管的固定性管腔变窄。狭窄源于糜烂性食管炎愈合所产生的胶原沉积和纤维化。消化性狭窄通常位于胃食管交界处或食管区域最接近反流的地方。对于食管中段或近侧的孤立狭窄，必须考虑消化性损伤以外的瘢痕病的病因。

消化性狭窄的特征性症状包括吞咽困难（主要表现为固体）和食管食物嵌塞。消化性狭窄的诊断可以通过钡餐（图 2.1）或上消化道内镜（图 2.2a）来确诊。由于内镜检查同时提供了治疗干预的机会，因此内镜检查已成为具有提示性临床病史的患者的首选诊断方式。治疗症状性狭窄的方法包括探条扩张（Maloney 或 Savary）和气囊扩张。扩张的目的是对纤维化组织进行机械破坏（图 2.2b）。临床上公认，实现 14~15mm 的腔直径通常足以缓解吞咽困难。目前的临床指南认为，内镜下气囊或探条扩张与诊断性内镜检查相比具有更高的出血风险，这可能需要修改围术期抗血小板和抗凝治疗以尽量减少出血风险[1]。若技术使用正确，透壁性食管穿孔是消化道狭窄扩张的罕见不良事件，在 250 例患者中的估计发生率低于 1 例[2,3]。

为了实现某些患者的持久性症状缓解，可能需要多次扩张治疗。难治性狭窄被定义为导致吞咽困难的食管腔纤维化狭窄，且在以两周为间隔连续 5 次扩张后不能实现 14mm 的管腔直径，而复发性狭窄的定义为狭窄在扩张至 14mm 后不能维持 4 周[4]。部

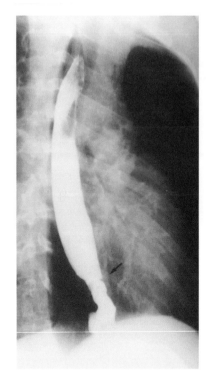

图 2.1　钡剂吞咽显示的消化道狭窄。

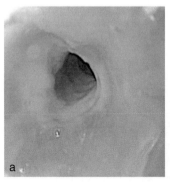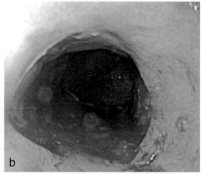

图 2.2　(a,b)胃镜图像。消化道狭窄(扩张前和扩张后)。(见彩图)

分难治性或复发性消化道狭窄患者的辅助治疗方案可能包括临时放置食管内支架或提供在家扩张技术指导[5]。

　　虽然大多数胃肠病专家会在一般临床实践中遇到消化性狭窄的患者,但消化道狭窄的发生率总体上呈下降趋势[6],这可能是由于处方药和非处方药的抑酸药的广泛使用。诊断为消化性狭窄后,通常要对尚未进行慢性抑酸治疗的患者使用质子泵抑制剂

(PPI)，以减少狭窄复发的可能性。

Barrett 食管炎

定义

　　Barrett 食管炎(BE)最初是在 1950 年由胸外科医生 Norman Barrett 提出，描述为具有柱状上皮的食管。目前的定义强调内镜下位于邻近解剖学胃食管连接处的管状食管上的三文鱼色的黏膜(图 2.3)，以及组织病理学存在柱状上皮(图 2.4)是诊断 BE 的必要条件，与不规则鳞柱交界(Z 线)或胃贲门活检中获得的柱状上皮相区别，两者均不构成 BE。鉴于这些重要的区别，BE 的过度诊断在临床实践中可能很常见[7]。胃肠内镜医师和病理学家之间的交流和协作是必要的，以确保同时满足这两个标准并且对可疑病例进行确诊[8]。

　　BE 的诊断所需的经典组织病理学表现包括柱状上皮与肠上皮化生的存在，其特征在于 Alcian 蓝染色上存在杯状细胞。目前这是一个有些争议的问题。检测杯状细胞的能力可能部分取决于活检取样的充分程度，一项研究表明，至少需要 8 次钳夹活检才能限制随机抽样误差并实现最佳检测[8]。目前的美国胃肠病学会(AGA)指南要求 BE 诊断中存在肠上皮化生[9]。另一方面，最近更新的英国胃肠病学会(BSG)指南指出，柱

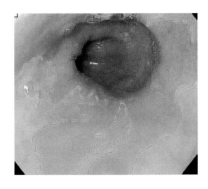

图 2.3　BE 的内镜图像。蓝线划分了远端食管中三文鱼色的 Barrett 上皮的边界，与正常鳞状上皮黏膜较浅的粉红色上皮相对比。(见彩图)

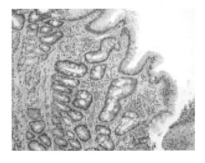

图 2.4　Barrett 食管炎，其特征在于柱状上皮细胞和杯状细胞的存在，以及成熟的表面上皮细胞（原始放大 100 倍）。(Image Courtesy of Chanjuan Shi, MD)。(见彩图)

状上皮无肠上皮化生可能足以诊断 BE [10]，这是基于柱状上皮无论是否有杯状细胞均有向肿瘤进展的危险的推测。

BE 的一种常见的内镜分级系统基于 BE 的可见长度。短节段 BE(SSBE)定义为胃食管交界上最大长度<3cm 的 BE，而长节段 BE(LSBE)定义为最大长度≥3cm 的 BE。所有患者 BE 的分布可能并不一致，并且经过验证的分类方案(布拉格分类)支持 BE 的周长(C)和最大(M)总长度的内镜描述[11]。LSBE 的发展与 SSBE 的发展相比，可能经历了更多的病理性食管酸暴露[12]，并且有数据表明 LSBE 的长期食管腺癌(EAC)风险高于 SSBE [13]。

细胞起源和病理生理学

本地食管鳞状上皮的化生转化被认为是由慢性炎症引起的。因此 BE 的发展是一种食管防御机制，因为与鳞状黏膜相比，BE 的柱状上皮相对耐酸。

确定 BE 的细胞来源一直是大量调查研究的焦点。由手术食管空肠吻合术引起反流的一种大鼠模型提示，骨髓来源的祖细胞可成为食管化生的起始细胞[14]。一种替代的转基因小鼠模型提示存在于胃贲门中的干细胞由胆汁酸激活后可成为 BE 的祖细胞[15]。

采用食管空肠吻合术引起的反流性疾病的 BE 模型实际上是一种小肠食管反流的啮齿动物模型，该模型可能不能完全模仿具有完整的前肠解剖结构的人类的 GERD。尽管如此，除了胃反流之外，含胆汁酸的十二指肠反流对于食管肿瘤的发病机制和自然史可能起重要的作用。包括脱氧胆酸在内的胆汁酸对食管上皮细胞的独特影响包括产生氧化应激和可能导致癌变的 DNA 损伤[16,17]。

在慢性 GERD 过程中准确定位 BE 的发展很困难。换句话说，没有观察性数据报告 GERD 患者的基础内镜检查记录 BE 缺乏，随后是纵向内镜监测记录 BE 的间隔发展。BE 的发展潜力早已在儿童患者中得到认识[18]。BE 在精神发育迟滞[19]和先天性气管食管异常等神经发育异常疾病的儿童患者中已有报道。BE 在一般儿童人群中的患病率低于 1%[20,21]。

患病率和危险因素

并非所有慢性 GERD 患者都会发生 BE。由此推论，并非所有 BE 患者都定期或频繁出现胃灼热症状。在筛查结肠镜时受邀接受上消化道内镜检查患者的研究中，8%的 GERD 患者和 6%的无 GERD 患者检测到 BE [22]。在有和没有 GERD 的患者中发现 BE 的患病率相当，已在多项研究中得到重复验证[23]。

然而，仔细回顾这些数据显示，在没有 GERD 的个体中，BE 的整体患病率范围较大,范围为 1%~25%[23]。25%的高估计值来自退伍军人事务人群[24],这反映了 BE 在 60 岁及以上人群中不成比例地影响白人男性的事实。因此,当确定 GERD 患者筛查 BE 的适宜性时,目前的实践指南支持考虑年龄、性别和种族等因素[9]。

与 BE 发展有关的解剖学因素包括裂孔疝和肥胖。肥胖和 BE 之间的关联性似乎更强,因为中心性肥胖(由腰围和腰臀比等变量决定)重要性高于体质指数本身[25-28]。从肥胖到 BE 的过程其机制可能并不仅仅是肥胖对 GERD 恶化的机械效应的作用。肥胖的激素环境可能起到另外的作用,例如胰岛素和胰岛素样生长因子水平升高与 BE 有关[29]。

虽然 BE 发展有关的遗传因素尚未完全阐明,但 BE 的家族聚集已被描述。具有 BE 的个体可能比具有 BE 的零星个体年龄更小。所有 BE 病例中家族性 BE 所占比例可能不到 10%[30-33]。

BE 的发展风险几乎肯定是多因素的,可能既有环境因素又有宿主因素。酒类摄入和特定类型酒类(啤酒对葡萄酒对白酒)与 BE 的关系引人注意,但最近的一项基于人群的分析未发现饮酒与 BE 发展风险之间存在关联的证据[34]。一个有趣的理论涉及卫生的演变,那就是幽门螺杆菌根除的实践和 BE 的出现。BE 与幽门螺旋杆菌感染或幽门螺杆菌感染后遗症如慢性萎缩性胃炎和胃肠化生有关[35]。这引发了幽门螺旋杆菌对食管有保护作用的假设,以及在任何情况下胡乱根除幽门螺杆菌是否合适的问题[36]。最近的数据发现,与正常对照组相比,GERD 和 BE 患者的食管微生物组发生了改变[37]。

食管腺癌

发病率和危险因素

EAC 是第四大最常见的胃肠道恶性肿瘤,并且在过去的几十年中,美国和西欧的 EAC 发病率显著上升。新的数据表明,自 20 世纪 90 年代后期以来,EAC 发病率的总体增长率似乎在放缓[38]。尽管如此,EAC 发病率的上升加上食管鳞状细胞癌发病率的下降已使 EAC 成为西方胃肠病学实践中最常见的食管肿瘤。

BE 是 EAC 的主要危险因素。然而,绝大多数 EAC 病例是在没有已知的 BE 诊断的个体中诊断的,这大概是因为大多数诊断为 EAC 的个体从未经历足以促使早期内镜检查的 GERD 症状。在北爱尔兰 Barrett 食管炎注册研究中,先前诊断为 BE 的患者仅有 7.3%的患者被诊断为 EAC[39]。此外,尽管 BE 患者的 EAC 相关死亡率显著增加,但与 BE 患者相比,EAC 特异性死亡率仅占 BE 患者全因死亡率的少数。在超过 50 项研究的荟萃分析中,EAC 占 BE 患者死亡的 7%。BE 患者死于非食管恶性肿瘤的可能性是其死亡率的两倍多,占死亡原因的 16%。超过 50% 的死亡是由心血管或肺部疾病引起的[40]。这些研究数据挑战了目前以症状为目标的筛查和监测策略,这一点将予以讨论。

EAC 的危险因素与 BE 的危险因素不相同。在被诊断为 EAC 的个体中,白人男性的比例超乎寻常。EAC 发病率的趋势与肥胖的增加趋势一致。然而,最近在美国、荷兰和西班牙调查 EAC 和肥胖趋势的研究表明,这三个国家 EAC 发病率的增加不能仅仅由肥胖的增加[41]来解释。其他环境因素包括膳食含氮化合物和幽门螺旋杆菌等,已被提出作为病因。流行病学分析表明,非甾体消炎药[42,43]和抑制素[44]可能具有保护作用。

从 BE 进展为 EAC

从 BE 到 EAC,每年有 0.5% 的长期估计进展率,这是基于一项旨在评估 BE 发生癌症风险的偏倚研究得出的[45]。最近的流行病学调查报告显示,从非发育不良的 BE 到 EAC 的进展率显著降低:爱尔兰登记的每年为 0.38%[46],荷兰登记的每年为 0.30%[47],在排除初始随访期间诊断的 EAC 病例后,丹麦登记的每年低至 0.12%[48]。

从肠上皮化生 BE 进展至 EAC 的中间步骤可导致发育不良的组织病理学表现。这些特征可能包括核拥挤和多形性、深染和紊乱的上皮结构等。根据组织病理学表现的严重程度,目前将发育异常分为两个等级,即低度不典型增生(LGD;图 2.5a)和高度不典型增生(HGD;图 2.5b)。根据荟萃分析数据,从 HGD 到 EAC 的估计进展率每年为 6%~7%[49]。因此 HGD 的发现成为治疗干预的触发器。

对 LGD 到 EAC 的进展率的估计报道有相互矛盾的情况。在一项美国多中心队列研究中,从 LGD 到 HGD/EAC 联合终点的进展率每年低于 2%[50]。最近的一项荟萃分析

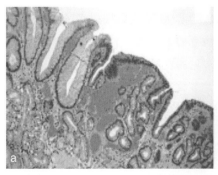
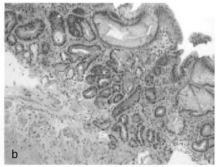

图 2.5　(a)低度不典型增生的 Barrett 食管炎(原始放大 100 倍)。(b)高度不典型增生的 Barrett 食管炎(原始放大 100 倍)。(Image courtesy of Chanjuan Shi, MD)。(见彩图)

支持这一估计,其中 LGD 至 HGD/EAC 的年进展率(1.7%),低于非食管疾病导致的年死亡率(4.7%)[51]。另一方面,来自荷兰的研究表明,在诊断为 BE 的 LGD 患者中,绝大多数(80%)患者在组织病理学专家评估后被降级至病情较轻[52];然而在确诊的 LGD 患者中,HGD/EAC 的进展率每年超过 9%[52,53]。

正如对与 LGD 相关的癌症风险的估计不同所反映的那样,实现对进展风险的可靠估计取决于对普遍组织病理学基线的准确评估。然而不幸的是,发育异常的检测和分级充满了挑战。内镜评估可能无法检测到存在的不典型增生,即使通过系统性的活检取样方案,也可能会因为 BE 节段内异型增生的异质性和非均匀分布而无法检测到[54]。此外,不典型增生的组织病理学分级是主观的,而病理学家之间的观察者间一致性较差[55]。

目前 BE 和 EAC 预防的内镜管理方法

BE 的三重治疗方法包括:对患有 GERD 的患者进行内镜筛查以确诊 BE,对确诊 BE 的患者进行内镜监视以鉴别进展为发育不良并能够早期发现癌症,以及对 HGD 或早期癌症患者进行干预(历史上为手术食管切除术)。许多因素,包括 BE 进展率的修正估计,对以症状为目标的筛查和监测策略的局限性的认识增加,以及 BE、HGD 和 T1 期 EAC 的内镜治疗的出现,都对内镜治疗该疾病有重大影响。

筛查

理想的筛查应具有高度敏感性和特异性,且易于执行,成本合理,患者和临床医生可接受,以及疾病检测后可提供对疾病的早期治疗,否则在以后的症状阶段被诊断出该疾病会导致相当大的发病率。没有可控的前瞻性或回顾性数据表明内镜筛查符合所有这些标准,或可预防或减少 EAC 相关死亡率。

对 BE 和 EAC 进行内镜筛查的基本原理基于成本效益分析,这表明对于 GERD 患者,在 50 岁或 60 岁时,一次性内镜筛查检查相对于无筛查策略可能具有成本效益[56,57]。这种分析基于模拟疾病模型,该模型预测竞争性健康状态之间转换的可能性,并且可能对 BE 患病率、癌症发病率和内镜检查成本的估计具有敏感性。

EAC 预防性筛查策略面临的主要挑战之一,如前所述,绝大多数 EAC 病例在没有已知的 BE 诊断的患者中被确定[39]。仅对有症状的 GERD 患者进行筛查不能包含存在风险的大量无症状人群。

从其他已被接受的癌症筛查测试(用于结肠直肠癌筛查的结肠镜检查,用于乳腺癌筛查的乳房 X 线照片)的情况来看,60 岁时的一次内镜筛查检查在男性 GERD 患者中可能是合理的,但是在任何年龄的女性中很难证明是合理的,因为女性与男性相比,

EAC 的整体年龄校正发生率较低[58]。近期实践指南的矛盾性可能被视为是目前 BE 和 EAC 内镜筛查实践的初步尝试。目前 AGA 建议不要在有 GERD 的人群中筛查 BE,尽管可以考虑筛查具有危险因素的个体,包括 50 岁、男性、白种人、BMI 升高或中心肥胖[9]。BSG 指出,对于所有 GERD 患者进行内镜筛查 BE 是不合理的,但可以考虑患有慢性症状和多种危险因素的患者[10]。

尽管诊断性内镜检查对患者整体风险较低,但内镜检查的费用并非无关紧要。在考虑大规模应用时,直接成本和间接成本(即牺牲工作时间)可能都很重要。在筛查 BE 时,不麻醉的经鼻内镜检查[59]或非内镜组织采集方法[60]等颠覆性技术可能有应用前景。

监控

在 BE 患者中进行内镜监测的做法在成本效益分析基础上也有同样成立的理由。疾病模拟模型已证明,与未监测的策略相比,每隔 5 年进行一次监测的策略可具有成本效益,前提条件是干预(食管切除术)可作为 HGD 或癌症患者的选择[61,62]。这些模型对预估癌症风险很敏感。因此,流行病学数据导致从 BE 进展至 EAC 风险的修订估计值降低[46-48],这可能会削弱监测的理由。

最近美国的一项病例对照研究报道,没有证据显示接受内镜监控的 BE 患者的 EAC 相关死亡率降低[63]。另外,欧洲最近的一项研究评估了根据间隔分层后的内镜监控对全因和 EAC 特异性死亡的影响。接受"不充分"监控的个体中没有发现死亡率降低,"不充分"定义为基于组织病理学和发育异常等级的初始 BE 诊断和 EAC 诊断时间之间 1.5 倍的时间间隔;然而,在适当的频率下进行内镜检查的"充分"监测者中,有 2 年和 5 年死亡率降低的证据[64]。

目前的 AGA 实践指南建议每隔 3~5 年进行一次监测内镜检查,以确定 BE 是否发育不良[9]。BSG 指南要求根据 BE 段的长度修改非发育不良性 BE 的建议监测间隔:BE 长度<3cm 的每 3~5 年和 BE 长度≥3cm 的每 2~3 年[10]。包含 LGD 的 BE 建议监测间隔为每 6 个月[9,10]。对于不进行内镜治疗的 HGD 患者,推荐的监测间隔为每 3 个月[9]。

鉴于绝大多数 BE 患者从未发展为 EAC,主要挑战在于鉴别具有发育异常或 EAC (进展者)发展风险的 BE 患者,而不是那些处于风险中的患者(非进展者)。目前的风险评估很大程度上取决于是否存在不典型增生,这是一个不完善的组织病理学标记。无论是新的生物标志物还是临床预测模型,都将是实现未来 BE 患者最佳风险分层所必需的。

内镜治疗

内镜下根除治疗的出现对 BE 相关性肿瘤的治疗具有里程碑式的意义。有 HGD 或黏膜内 EAC 的 BE 患者曾经只有手术食管切除术作为唯一的治疗选择，而现在越来越多的患者正在接受内镜治疗。例如,美国监测流行病学和最终结果(SEER)数据库队列中,HGD 或 T1 EAC 接受内镜治疗的患者比例从 1998 年的 3%上升到 2009 年的 29%[65]。

内镜技术在黏膜切除中的应用,以及精确的内镜分期治疗方案,均促进了内镜治疗的出现。尽管历史性队列研究报道术前诊断为 HGD 的食管切除术患者中隐匿性浸润性癌的发生率较高,但使用内镜超声(EUS)进行肿瘤分期后隐匿性侵袭性恶性肿瘤的发生率显著降低[66]。EUS 能够检查食管壁层以显示肿瘤穿透和 T 分期的证据,并且还能够对区域淋巴结进行鉴别和细针抽吸采样以确定 N 分期。

食管内镜黏膜切除术(EMR)技术的发展对黏膜内瘤变的分期具有更大的影响。这种技术可以整体切除食管黏膜和黏膜下层的大部分(图 2.6a,b)。这为组织病理学评估提供了相当大的黏膜表面积,克服了尺寸有限的镊子组织活检的潜在取样误差。在 T1 EAC 的情况下,也可以对切除的标本的侵犯深度进行严密评估。T1a(黏膜内)EAC 淋巴结受累的可能性很低(低于 2%)[66]。因此在许多情况下,T1a EAC 患者可能会进行内镜治疗,合理期望彻底根除癌症并持续缓解疾病。然而,对于 T1b(黏膜下浸润性)EAC 患者,淋巴结受累的可能性显著增加[67]。

目前的指南推荐内镜分期和 EMR 应用于 BE 段内局灶性内镜异常相关的发育不良[9,10]。为此,EMR 的使用可能会在 50%以上的病例中导致诊断的改变,无论是通过对镊子活检的初始诊断进行组织病理学降级还是升级[68]。

切除包括进展性病变的病灶后,典型的做法是继续内镜下根除所有化生肠上皮,因为残余 BE 引起的异时性肿瘤的风险可能超过 20%[69]。虽然广泛的 EMR 可用于完

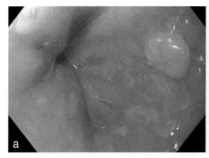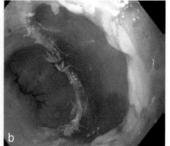

图 2.6　(a)在 3 点钟位置有结节的 Barrett 食管炎的内视图。(b)内镜黏膜切除术后的内镜检查。病理证实为 T1a 腺癌。(见彩图)

全根除 BE,但 EMR 后狭窄的风险约为 40%[70]。替代性地,可用于治疗 BE 并且治疗 HGD 具有强大对照数据的烧蚀治疗选项,包括光动力治疗(PDT)和射频消融(RFA)。

PDT 由光敏剂的全身给药,和通过内镜对食管应用激光能量组成。在一项随机对照试验中,卟啉单胞菌光敏剂联合奥美拉唑与单用奥美拉唑治疗 HGD 的 PDT 治疗 5 年随访观察到 77% 的 PDT 组与 39% 的 PPI 治疗组根除 HGD。进行 5 年随访的 EAC 进展在接受 PDT 的患者中下降了近 50%[71]。一项 RFA 加 PPI 与单用 PPI 的随机对照试验在 12 个月的随访中,81% 的受试者观察到 HGD 的缓解。在 77% 的受试者中观察到所有肠化生的缓解。在接受 RFA 的患者中从 HGD 到 EAC 的进展为 2.4%,而在 PPI 组中为 19%[72]。在大多数中心,RFA 已取代了 PDT 作为选择性消融模式,因为与 PDT 相比,RFA 整体狭窄率较低,并且没有治疗后延长的光敏感性。

虽然这种内镜下根除治疗可能曾经保留给由于高龄或合并疾病而不适合手术的 HGD/T1 EAC 患者,但积累的有效性数据已经允许考虑将内镜治疗替代手术作为广泛的 HGD/T1a 患者的一线治疗。实践指南现在建议内镜治疗作为大多数 HGD 患者的首选治疗方法[9]。在连续 1000 例接受内镜下切除术治疗的 T1a EAC 患者中,初始完全缓解率达 96%,中位随访时间 56.6 个月,完全缓解率达 94%。EAC 特异性死亡率占总体死亡率低于 2%(2/113)[73]。

特别是 RFA 的有效性和相对安全性,促使人们考虑是否应该向 BE 进展低于HGD 的患者提供内镜治疗。RFA 与内镜监测 LGD 的随机试验报告 3 年进展至 HGD/EAC 联合终点时,接受消融治疗的受试者为 1.5%,而对照组为 26.5%[74]。据报道,LGD 的进展率变化很大,至少有一项研究报告 LGD 对 HGD/EAC 的低进展率已经被非 EAC 相关死亡率[51]所超过。对非发育不良性 BE 的进行 RFA 的研究已有报道,有些人认为向早期 BE 患者提供干预,可能与筛查结肠镜和切除结肠腺瘤以预防结直肠癌相似[75]。从资源利用的角度来看,这种做法是否可以得到支持,可能对恶化进展的精确估计以及对治疗后内镜监视的需求敏感。

结论

慢性 GERD 患者有发生食管病变的风险。尽管消化性食管狭窄在有效的药物抗泌酸治疗时代已经不常见,但现在注意力集中在食管癌前病变和恶性食管病变上,因为 EAC 越来越普遍。BE 是 EAC 的前驱病变,可能在有或没有 GERD 症状的个体中发展。尽管最近的流行病学数据表明从 BE 到 EAC 的恶性进展风险可能低于先前认为的风险,但针对症状的内镜筛查策略未能诊断出的大量处于危险中无症状个体,并且目前的临床标准在将患者分层为肿瘤进展低风险或高风险方面的能力有限。

对于诊断为早期肿瘤包括 T1a(黏膜内)癌症的患者,内镜切除和消融技术彻底改变了治疗方法，为许多患者提供了一种替代手术食管切除术的方法。EAC 管理的未来进展可能取决于早期癌症检测的颠覆性筛查技术的开发和应用。

（胡志伟　译）

参考文献

1. ASGE Standards of Practice Committee, Anderson MA, Ben-Menachem T, Gan SI, Appalaneni V, Banerjee S, et al. Management of antithrombotic agents for endoscopic procedures. Gastrointest Endosc. 2009;70:1060–70.
2. Marks RD, Richter JE. Peptic strictures of the esophagus. Am J Gastroenterol. 1983;88:1160–73.
3. Marshall JB, Afridi SA, King PD, Barthel JS, Butt JH. Esophageal dilation with polyvinyl (American) dilators over a marked guidewire: practice and safety at one center over a 5-yr period. Am J Gastroenterol. 1996;91:1503–6.
4. Kochman ML, McClave SA, Boyce HW. The refractory and recurrent esophageal stricture: a definition. Gastrointest Endosc. 2005;62:474–5.
5. Dzeletovic I, Fleischer DE. Self-dilation for resistant, benign esophageal strictures. Am J Gastroenterol. 2010;105:2142–3.
6. El-Serag HB, Lau M. temporal trended in new and recurrent oesophageal strictures in a medicare population. Aliment Pharmacol Ther. 2007;25:1223–9.
7. Ganz RA, Allen JI, Leon S, Batts KP. Barrett's esophagus is frequently overdiagnosed in clinic practice: results of the Barrett's Esophagus Endoscopic Revision (BEER) study. Gastrointest Endosc. 2014;79:565–73.
8. Harrison R, Perry I, Haddadin W, McDonald S, Bryan R, Abrams K, et al. Detection of intestinal metaplasia in Barrett's esophagus: an observational comparator study suggests the need for a minimum of eight biopsies. Am J Gastroenterol. 2001;102:1154–61.
9. American Gastroenterological Association, Spechler SJ, Sharma P, Souza RF, Inadomi JM, Shaheen NJ. American Gastroenterological Association medical position statement on the management of Barrett's esophagus. Gastroenterology. 2011;140:1084–91.
10. Fitzgerald RC, di Pietro M, Ragunath K, Ang Y, Kang JY, Watson P, et al. British Society of Gastroenterology guidelines on the diagnosis and management of Barrett's oesophagus. Gut. 2014;63:7–42.
11. Sharma P, Dent J, Armstrong D, Bergman JJ, Gossner L, Hoshihara Y, et al. The development and validation of an endoscopic grading system for Barrett's esophagus: the Prague C & M criteria. Gastroenterology. 2006;131:1392–9.
12. Loughney T, Maydonovitch CL, Wong RK. Esophageal manometry and 24-hour pH monitoring in patients with short and long segment Barrett's esophagus. Am J Gastroenterol. 1998;93:916.
13. Weston AP, Krmpotich PT, Cherian R, Dixon A, Topalosvki M. Prospective long-term endoscopic and histological follow-up of short segment Barrett's esophagus: comparison with traditional long-segment Barrett's esophagus. Am J Gastroenterol. 1997;92:407–13.
14. Sarosi G, Brown G, Jaiswal K, Feagins LA, Lee E, Crook TW, et al. Bone marrow progenitor cells contribute to esophageal regeneration and metaplasia in a rat model of Barrett's esophagus. Dis Esophagus. 2008;21:43–50.
15. Quante M, Bhagat G, Abrams JA, Marache F, Good P, Lee MD, et al. Bile acid and inflammation activate gastric cardia stem cells in a mouse-model of Barrett-like metaplasia. Cancer Cell. 2012;21:36–51.
16. McQuaid KR, Laine L, Fennerty MB, Souza R, Spechler SJ. Systematic review: the role of bile acids in the pathogenesis of gastro-oesophageal reflux disease and related neoplasia. Aliment Pharmacol Ther. 2011;34:146–65.
17. Huo X, Juergens S, Zhang X, Rezaei D, Yu C, Strauch ED, et al. Deoxycholic acid causes

DNA damage while inducing apoptotic resistance through Nf-kB activation in benign Barrett's epithelial cells. Am J Physiol Gastrointest Liver Physiol. 2011;301:G278–86.

18. Dahms BB, Rothstein FC. Barrett's esophagus in children: a consequence of chronic gastroesophageal reflux. Gastroenterology. 1984;86:318–23.

19. Snyder JD, Goldman H. Barrett's esophagus in children and young adults. Frequent association with mental retardation. Dig Dis Sci. 1990;35:1185–9.

20. El-Serag HB, Gilger MA, Shub MD. The prevalence of suspected Barrett's esophagus in children and adolescents: a multicenter endoscopic study. Gastrointest Endosc. 2006;64:671–5.

21. Nguyen DM, El-Serag HB, Shub M, Integlia M, Henderson L, Richardson P, et al. Barrett's esophagus in children and adolescents without neurodevelopmental or tracheoesophageal abnormalities: a prospective study. Gastrointest Endosc. 2011;73:875–80.

22. Rex DK, Cummings OW, Shaw M, Cumings MD, Wong RK, Vasudeva RS, et al. Screening for Barrett's esophagus in colonoscopy patients with and without heartburn. Gastroenterology. 2003;125:1670–7.

23. Crockett SD, Barritt AS 4th, Shaheen NJ. A 52-year-old man with heartburn: should he undergo screening for Barrett's esophagus? Clin Gastroenterol Hepatol. 2010;5:565–71.

24. Gerson LB, Shetler K, Triadafilopoulos G. Prevalence of Barrett's esophagus in asymptomatic individuals. Gastroenterology. 2002;123:461–7.

25. Corley DA, Kubo A, Levin TR, Block G, Habel L, Zhao W, et al. Abdominal obesity and body mass index as risk factors for Barrett's esophagus. Gastroenterology. 2007;133:34–41.

26. Edelstein ZR, Farrow DC, Bronner MP, Rosen SN, Vaughan TL. Central adiposity and risk of Barrett's esophagus. Gastroenterology. 2007;133:403–11.

27. Kramer JR, Fischbach LA, Richardson P, Alsarraj A, Fitzgerald S, Shaib Y, et al. Waist-to-hip ratio, but not body mass index, is associated with an increased risk of Barrett's esophagus in white men. Clin Gastroenterol Hepatol. 2013;11:373–81.

28. Kamat P, Wen S, Morris J, Anandasabapathy S. Exploring the association between elevated body mass index and Barrett's esophagus: a systematic review and meta-analysis. Ann Thorac Surg. 2009;87:655–62.

29. Greer KB, Thompson CL, Brenner L, Bednarchik B, Dawson D, Willis J, et al. Association of insulin and insulin-like growth factors with Barrett's oesophagus. Gut. 2012;61:665–72.

30. Chak A, Ochs-Balcom H, Falk G, Grady WM, Kinnard M, Willis JE, et al. Familiality in Barrett's esophagus, adenocarcinoma of the esophagus, and adenocarcinoma of the gastroesophageal junction. Cancer Epidemiol Biomarkers Prev. 2006;15:1668–73.

31. Ash S, Vaccaro BJ, Dabney MK, Chung WK, Lightdale CJ, Abrams JA. Comparison of endoscopic and clinical characteristics of patients with familial and sporadic Barrett's esophagus. Dig Dis Sci. 2011;56:1702–6.

32. Chak A, Chen Y, Vengoechea J, Canto MI, Elston R, Falk GW, et al. Variation in age at cancer diagnosis in familial versus nonfamilial Barrett's esophagus. Cancer Epidemiol Biomarkers Prev. 2012;21:376–83.

33. Verbeek RE, Spittuler LF, Peute A, van Oijen MG, Ten Kate FJ, Vermeijden JR, et al. Familial clustering of Barrett's esophagus and esophageal adenocarcinoma in a European cohort. Clin Gastroenterol Hepatol. 2014;12:1656–63.

34. Thrift AP, Cook MB, Vaughan TL, Anderson LA, Murray LJ, Whiteman DC, et al. Alcohol and the risk of Barrett's esophagus: a pooled analysis from the International BEACON Consortium. Am J Gastroenterol. 2014;109:1586–94.

35. Sonnenberg A, Lash RH, Genta RM. A national study of *Helicobacter pylori* infection in gastric biopsy specimens. Gastroenterology. 2010;139:1894–901.

36. Blaser MJ. *Helicobacter pylori* and esophageal disease: wake-up call? Gastroenterology. 2012;139:1819–22.

37. Yang L, Lu X, Nossa CW, Francois F, Peek RM, Pei Z. Inflammation and intestinal metaplasia of the distal esophagus are associated with alterations in the microbiome. Gastroenterology. 2009;137:588–97.

38. Hur C, Miller M, Kong CY, Dowling EC, Nattinger KJ, Dunn M, et al. Trends in esophageal adenocarcinoma incidence and mortality. Cancer. 2013;119:1149–58.

39. Bhat SK, McManus DT, Coleman HG, Johnston BT, Cardwell CR, McMenamin U, et al. Oesophageal adenocarcinoma and prior diagnosis of Barrett's oesophagus: a population-based

study. Gut. 2015;64:20–5.
40. Sikkema M, de Jonge PJF, Steyewberg EW, Kuipers EJ. Risk of esophageal adenocarcinoma and mortality in patients with Barrett's esophagus: a systematic review and meta-analysis. Clin Gastroenterol Hepatol. 2010;8:235–44.
41. Kroep S, Lansdorp-Vogelaar I, Rubenstein JH, Lemmens VE, van Heijningen EB, Aragonés N, et al. Comparing trends in esophageal adenocarcinoma incidence and lifestyle factors between the United States, Spain, and the Netherlands. Am J Gastroenterol. 2014;109:336–43.
42. Corley DA, Kerlikowske K, Verma R, Buffler P. Protective association of aspirin/NSAIDs and esophageal cancer: a systematic review and meta-analysis. Gastroenterology. 2003;124:47–56.
43. Liao LM, Vaughan TL, Corley DA, Cook MB, Casson AG, Kamangar F, et al. Nonsteroidal anti-inflammatory drug use reduces risk of adenocarcinomas of the esophagus and esophago-gastric junction in a pooled analysis. Gastroenterology. 2012;142:442–52.
44. Kastelein F, Spaander MC, Biermann K, Steyerberg EW, Kuipers EJ, Bruno MJ, Probar-study Group. Nonsteroidal anti-inflammatory drugs and statins have chemopreventive effects in patients with Barrett's esophagus. Gastroenterology. 2011;141:2000–8.
45. Shaheen NJ, Crosby MA, Bozymski EM, Sandler RS. Is there publication bias in the reporting of cancer risk in Barrett's esophagus? Gastroenterology. 2000;119:333–8.
46. Bhat S, Coleman HG, Yousef F, Johnston BT, McManus DT, Gavin AT, et al. Risk of malignant progression in Barrett's esophagus patients: results from a large population-based study. J Natl Cancer Inst. 2011;103:1049–57.
47. Schouten LJ, Steevens J, Huysentruty CJ, Coffeng CE, Keulemans YC, van Leeuwen FE, et al. Total cancer incidence and overall mortality are not increased among patients with Barrett's esophagus. Clin Gastroenterol Hepatol. 2011;9:754–61.
48. Hvid-Jensen F, Pedersen L, Drewes Am, Sørensen HT, Funch-Jensen P. Incidence of adenocarcinoma among patients with Barrett's esophagus. N Engl J Med. 2011;365:1375–83.
49. Rastogi A, Puli S, El-Serag HB, Bansal A, Wani S, Sharma P. Incidence of esophageal adenocarcinoma in patients with Barrett's esophagus and high-grade dysplasia: a meta-analysis. Gastrointest Endosc. 2008;67:394–8.
50. Wani S, Falk GW, Post J, Yerian L, Hall M, Wang A, et al. Risk factors for progression of low-grade dysplasia in patients with Barrett's esophagus. Gastroenterology. 2011;141:1179–86.
51. Singh S, Manickam P, Amin AV, Samala N, Schouten LJ, Iyer PG, et al. Incidence of esophageal adenocarcinoma in Barrett's esophagus with low-grade dysplasia: a systematic review and meta-analysis. Gastrointest Endosc. 2014;79:897–909.
52. Curvers WL, ten Kate FJ, Krishnadath KK, Visser M, Elzer B, Baak LC, et al. Low-grade dysplasia in Barrett's esophagus: overdiagnosed and underestimated. Am J Gastroenterol. 2010;105:1523–30.
53. Duits LC, Phoa KN, Curvers WL, Ten Kate FJ, Meijer GA, Seldenrijk CA, et al. Barrett's oesophagus patients with low-grade dysplasia can be accurately risk-stratified after histological review by an expert pathology panel. Gut. 2015;64:700–6.
54. Chatelain D, Flejou JF. High-grade dysplasia and superficial adenocarcinoma in Barrett's esophagus: histological mapping and expression of p53, p21 and Bcl-2 oncoproteins. Virchows Arch. 2003;442:18–24.
55. Alikhan M, Rex D, Khan A, Rahmani E, Cummings O, Ulbright TM. Variable pathologic interpretation of columnar-lined esophagus by general pathologists in community practice. Gastrointest Endosc. 1999;50:23–6.
56. Inadomi JM, Sampliner R, Lagergren J, Lieberman D, Fendrick AM, Vakil N. Screening and surveillance of Barrett's esophagus in high-risk groups: a cost-utility analysis. Ann Intern Med. 2003;138:176–86.
57. Soni A, Sampliner RE, Sonnenberg A. Screening for high-grade dysplasia in gastroesophageal reflux disease: is it cost-effective? Am J Gastroenterol. 2000;95:2086–93.
58. Rubenstein JH, Scheiman JM, Sadeghi S, Whiteman D, Inadomi JM. Esophageal adenocarcinoma incidence in individuals with gastroesophageal reflux: synthesis and estimates from population studies. Am J Gastroenterol. 2011;106:254–60.
59. Chak A, Alashkar BM, Isenberg GA, Chandar AK, Greer KB, Hepner A, et al. Comparative

acceptability of transnasal esophagoscopy and esophageal capsule esophagoscopy: a randomized, controlled trial in veterans. Gastrointest Endosc. 2014;80:774–82.

60. Kadri SR, Lao-Sirieix P, O'Donovan M, Debiram I, Das M, Blazeby JM, et al. Acceptability and accuracy of a non-endoscopic screening test for Barrett's oesophagus in primary care: cohort study. Br Med J. 2010;341:c4372. doi:10.1136/bmj.c4372.

61. Provenzale D, Kemp JA, Arora S, Wong JB. A guide for surveillance of patients with Barrett's esophagus. Am J Gastroenterol. 1994;89:670–80.

62. Provenzale D, Schmitt C, Wong JB. Barrett's esophagus: a new look at surveillance based on emerging estimates of cancer risk. Am J Gastroenterol. 1999;94:2043–53.

63. Corley DA, Methani K, Quesenberry C, Zhao W, de Boer J, Weiss NS. Impact of endoscopic surveillance on mortality from Barrett's esophagus-associated esophageal adenocarcinomas. Gastroenterology. 2013;145:312–9.

64. Verbeek RE, Leenders M, Ten Kate FJ, van Hillegersberg R, Vleggaar FP, van Baal JW, et al. Surveillance of Barrett's esophagus and mortality from esophgageal adenocarcinoma: a population-based cohort study. Am J Gastroenterol. 2014;109:1215–22.

65. Ngamruenqphong S, Wolfsen HC, Wallace MB. Survival of patients with superficial esophageal adenocarcinoma after endoscopic treatment vs surgery. Clin Gastroenterol Hepatol. 2013;11:1424–9.

66. Dunbar KB, Spechler SJ. The risk of lymph-node metastases in patients with high-grade dysplasia or intramucosal carcinoma in Barrett's esophagus: a systematic review. Am J Gastroenterol. 2012;107:850–62.

67. Prasad GA, Buttar NS, Wongkeesong LM, Lewis JT, Sanderson SO, Lutzke LS, et al. Significance of neoplastic involvement of margins obtained by endoscopic mucosal resection in Barrett's esophagus. Am J Gastroenterol. 2007;102:2380–6.

68. Ayers K, Shi C, Washington K, Yachimski P. Expert pathology review and endoscopic mucosal resection alters the diagnosis of patients referred to undergo therapy for Barrett's esophagus. Surg Endosc. 2013;27:2836–40.

69. Pech O, Behrens A, May A, Nachbar L, Gossner L, Rabenstein T, et al. Long-term results and risk factor analysis for recurrence after curative endosocopic therapy in 349 patients with high-grade intraepithelial neoplasia and mucosal adenocarcinoma in Barrett's oesophagus. Gut. 2008;57:1200–6.

70. Konda VJ, Gonzalez Haba Ruiz M, Koons A, Hart J, Xiao SY, Siddiqui UD, et al. Complete endoscopic mucosal resection is effective and durable treatment for Barrett's-associated neoplasia. Clin Gastroenterol Hepatol. 2014;12:2002–10.

71. Overholt BF, Wang KK, Burdick JS, Lightdale CJ, Kimmey M, Nava HR, et al. Five-year efficacy and safety of photodynamic therapy with Photofrin in Barrett's high-grade dysplasia. Gastrointest Endosc. 2007;66:460–8.

72. Shaheen NJ, Sharma P, Overholt BF, Wolfsen HC, Sampliner RE, Wang KK, et al. Radiofrequency ablation in Barrett's esophagus with dysplasia. N Engl J Med. 2009;360:2277–88.

73. Pech O, May A, Manner H, Behrens A, Pohl J, Weferling M, et al. Long-term efficacy and safety of endoscopic resection for patients with mucosal adenocarcinoma of the esophagus. Gastroenterology. 2014;146:652–60.

74. Phoa KN, van Vilsteren FG, Weusten BL, Bisschops R, Schoon EJ, Ragunath K et al. Radiofrequency ablation vs endoscopic surveillance for patients with Barrett's esophagus and low-grade dysplasia: a randomized clinical trial. JAMA. 2014;31:1209–17.

75. El-Serag HB, Graham DY. Routine polypectomy for colorectal polyps and ablation for Barrett's esophagus are intellectually the same. Gastroenterology. 2011;140:386–8.

第 **3** 章
GERD 的诊断策略

Dejan Micic，Robert Kavitt

简介

　　胃食管反流病(GERD)是胃肠道最常见的疾病之一，定义为胃内容物异常反流进入食管后引起的症状或黏膜损伤[1]。虽然胃内容物反流到食管是一种生理事件，但鉴于定义需要黏膜损伤或症状异常，GERD 可以通过症状和(或)客观检查的组合来进行诊断[2]。当以患者主诉症状为定义时，北美 GERD 的患病率为 18.1%~27.8%，这表明当初始的经验性方案无法控制症状时，需要常规的疾病诊断方法来客观地定义 GERD[3]。

　　GERD 发生在胃和食管之间的正常抗反流屏障受到短暂或永久性损害时。因此，食管胃屏障的缺陷，如食管下括约肌(LES)功能不全、一过性 LES 松弛和食管裂孔疝等是 GERD 发生的主要因素[4]。当胃十二指肠内容物中的攻击性因素，如酸、胃蛋白酶、胆汁酸和胰蛋白酶层层突破食管的防线，包括食管酸清除和黏膜抵抗，就会出现症状。随着食管防御的更多组成部分失灵，反流的严重程度进一步增加。

　　由于缺乏一个结合包括黏膜损伤和(或)临床症状等的判断标准来测量 GERD，而导致诊断和随后的诊断研究。对评估临床意见在食管炎诊断中准确性的七项研究进行的系统评价发现，临床意见的敏感性为 30%~76%，特异性为 62%~96%[5]。临床病史的局限性和对治疗的反应强调了改进诊断方法的必要性，同时减少了患者的不便。本章回顾 GERD 诊断的过去和当前诊断方法。

质子泵抑制剂试验

　　观察症状对短期胃酸分泌抑制剂治疗的反应称为质子泵抑制剂(PPI)试验已为人们所熟知。通常，症状评估减少了 50% 被定义为试验结果阳性并且提示 GERD 的诊断[6,7]。然而，缺乏症状改善最佳参考阈值、PPI 剂量、试验持续时间和 GERD 参考金标准损害了试验性诊断的准确性。

在一项针对 43 名连续出现胃灼热发作的患者的研究中,Fass 等进行了上消化道内镜检查和 24 小时动态 pH 值监测,使用每天 60mg 剂量的奥美拉唑来定义 PPI 试验的测试特征, 能够获得症状减轻的最佳定义。患者使用奥美拉唑(早晨 40mg, 晚上 20mg)或安慰剂治疗 7 天,然后进入清除期并随机分配到比较组。总体而言,35 例患者被归类为 GERD 阳性(基于内镜检查或 24 小时食管 pH 值监测异常),GERD 阳性的患者中,28 例(80%)对奥美拉唑试验有阳性反应,症状改善定义为减轻 50%。奥美拉唑试验的特异性为 57.1%,阳性预测值为 90.3%,阴性预测值为 36.4%。随后,计算临床诊断性能曲线(ROC)以评估与最佳测试特征相关的症状改善程度,证明 75% 的症状减少与 85.7% 的敏感性、90.9% 的阳性预测值和 81% 的准确性相关。将 PPI 试验与常规内镜检查诊断策略进行比较,然后进行 24 小时食管 pH 值监测,如果没有证实糜烂性病变,PPI 试验为每位接受诊断评估的患者节省了 348 美元, 这可归因于减少了 64% 患者内镜检查的需要和 53% 患者 24 小时食管 pH 值监测的需要, 这突出了初始经验性 PPI 试验的益处[8]。

多种 PPI 剂量已用于治疗性 GERD 的诊断,奥美拉唑每日 40~80mg 不等,研究持续时间 1~4 周[7]。Schindlbeck 等证实,在接受 24 小时食管 pH 值监测的患者中,PPI 试验 75% 的症状减少定义为阳性。接受奥美拉唑 40mg 每日 2 次(敏感性为 83.3%),与使用奥美拉唑 40mg 每日 1 次(敏感性为 27.2%)、7 天的患者相比,检测 GERD 的敏感性提高[9]。

一项荟萃分析使用 24 小时食管 pH 值监测作为参考标准,评估经验性 PPI 试验作为 GERD 诊断方法的有效性,发现其综合敏感性为 78%,特异性为 54%,与基于食管炎作为参考标准的 GERD 定义相当,其表现出 71% 的综合敏感性和 41% 的特异性[10]。这与另一系统评价一致,表明在那些不明原因的胸痛患者中,有 pH 值监测阳性或内镜检查反流性食管炎等客观证据与没有客观 GERD 证据的患者相比较,PPI 试验临床症状减少 50% 的可能性更高[11]。

因此,由于尚未确定最佳检测特征,PPI 试验并不能确定地建立或排除 GERD 的诊断。通过更高的 PPI 剂量、更大的症状改善和更多的 GERD 客观证据,可以获得更佳的测试特征。当在确定的短期疗程中使用时,大多数患者将在 3 天内得到改善,从而没有了对进一步诊断测试的需求[12]。

激发性试验

对食管的激发性试验大多具有历史价值。由于非心源性胸痛难以评估而产生了这种测试。Bernstein 试验由 Baker 和 Bernstein 于 1958 年引入,是一种酸灌注试验,作为复制酸相关损伤症状的客观方法[13]。在进行测试时,患者直立坐位,经鼻孔插入鼻胃管 30cm,并注入生理盐水 15 分钟,然后注入 0.1N 的盐酸溶液 30min 或直至出现症状。溶液以每分钟 100~120 滴(6~7.5mL)的速度输注,在酸灌注期间患者报告的症状或胸骨后烧灼感至少两次并且用盐水可缓解,被认为是阳性的[14]。虽然最初的研究报告中,22 例胃食管反流患者有 19 例试验阳性 (86% 敏感性),21 例阴性对照者中 20 例试验阴性(95% 特异性),但是随后的研究表明其敏感性较低,特别是与 24 小时食管 pH 值监测作为参考标准相比较,使 Bernstein 试验现在很少使用[13,15,16]。

放射影像研究

放射影像研究能够显示 GERD 的诊断所需要的一些临床情况, 如食管黏膜的潜在损伤,以及实际存在液体反流[14]。与内镜检查相比,在一项纳入 266 名患者的研究中, 影像检查能够检测出 22% 的轻度食管炎患者,83% 的中度食管炎患者以及 95% 的重度食管炎患者,因此限制了放射影像评估的效用[17]。尽管双对比技术可以进一步增强食管黏膜的影像,但该试验的总体敏感性仍然很低[2]。

胃食管反流的进一步评估可以通过钡餐后的透视检查来证实。在三个系列的回顾性综述中,透视时胃食管反流的平均敏感性为 40%,特异性为 85%[14,18,19]。因此,目前如以食管炎作为参照标准,透视检查对 GERD 的诊断具有特异性,但缺乏敏感性[18]。当将参考标准改变为食管 pH 值监测时,pH 值监测阳性或阴性患者在钡餐研究中所显示的比例没有差异,因此限制了钡餐作为筛选手段的应用[20]。

虽然放射影像具有排除替代诊断并识别慢性反流并发症(狭窄或食管溃疡)的作用,但许多 GERD 患者在钡餐研究中未显示异常,因此不能排除反流性疾病的存在[14]。

内镜检查

内镜检查是评估 GERD 症状患者食管黏膜的首选方法。内镜检查适用于那些对初始治疗没有反应的患者,当有警报症状表明合并复杂疾病(如吞咽困难、吞咽痛、出血、体重减轻或贫血)时,以及足够的疾病持续时间使个体处于 Barrett 食管炎的风险中[1]。内镜检查的横断面研究表明, 有上消化道症状的患者约 20% 有食管炎,20% 为内镜检查阴性的反流病,10% 有消化性溃疡病,2% 有 Barrett 食管炎,1% 可能有恶性肿瘤[5]。

与 GERD 诊断相关的研究检查结果包括存在糜烂性食管炎、消化性狭窄和食管黏膜被覆柱状细胞(Barrett 食管炎)[2]。反流性食管炎表现为鳞柱交界处(SCJ,即浅粉红色食管鳞状上皮黏膜和红色胃柱状黏膜之间的界面)存在糜烂或溃疡。有许多分级系统来标记糜烂性食管炎的严重程度,其中最常见的是洛杉矶(LA)分级(图 3.1)[21]。鉴于存在食管炎以及 Barrett 食管炎作为 GERD 的诊断发现,内镜检查在 GERD 诊断中具有极好的特异性,并且与症状严重程度和治疗反应相关[21]。

　　然而,类似于使用放射学影像用于诊断 GERD,其敏感性仍然很低。一项来自瑞典北部的基于人群的研究,使用经过验证的胃食管反流症状调查问卷,症状的患病率为33.6%。在应答者的随机子集上进行内镜检查,显示总共 15.5%的样本群体存在黏膜破损和糜烂性食管炎。以胃食管反流症状为参考标准的患者中,只有 24.5%有糜烂性食管炎的证据[22]。因此要认识到,70%~85%具有 GERD 症状的患者为非糜烂性反流病(NERD),内镜检出糜烂性食管炎作为诊断 GERD 的基础性作用是有限的并且不具有成本效益[8,23-25]。此外,GERD 的初始经验诊断和治疗策略限制了内镜检查在 GERD 诊断中的应用,因为诊断 NERD 的独立预测因子包括在内镜检查前使用 PPI、没有夜间症状、年龄≥60,以及未见食管裂孔疝[26]。

　　虽然内镜检查对 GERD 的诊断敏感性有限,但内镜检查可以进行详细评估,以排除嗜酸性粒细胞性食管炎、感染或药物引起的损伤等替代诊断、环和狭窄的取样以及Barrett 食管炎的筛查[2,6]。虽然对 Barrett 食管炎的筛查仍有争议,但许多研究强调了与Barrett 食管炎存在相关的危险因素,包括男性、年龄较大(>40 岁)和症状持续时间延长(>13 年)[27-29]。当远端食管的淡粉红色鳞状黏膜被不同长度的鲑鱼粉色柱状黏膜替代时,怀疑是内镜下 Barrett 食管炎(图 3.2)。在 Barrett 食管炎中,SCJ 向胃食管连接处(GEJ 或 Z 线;由胃褶的近端边缘限定)近端移位,并且通过活检发现肠上皮化生来确诊,这与鳞状黏膜排列分层的正常食管黏膜不同,肠上皮化生的特征在于存在含有黏蛋白的杯状细胞,可通过常规苏木精和伊红染色或用阿新蓝染色发现。根据化生是否短于或长于 3cm,Barrett 食管炎可分为短节段 Barrett 食管炎(SSBE)和长节段 Barrett

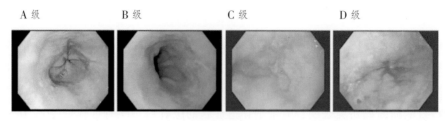

图 3.1　糜烂性食管炎洛杉矶(LA)分级。A 级:一个(或多个)黏膜破损不超过 5mm,在两个黏膜褶皱的顶部之间无延伸。B 级:一个(或多个)黏膜破损长度超过 5mm,在两个黏膜褶皱顶部或之间无延伸。C 级:一个(或多个)黏膜破损,在两个或多个黏膜褶皱的顶部之间相连续,但其周长小于 75%。D级:一个(或多个)黏膜破损,至少占食管周长的 75%[21]。(见彩图)

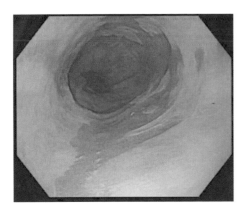

图 3.2　从胃食管连接处向近端延伸的长段 Barrett 化生的内镜外观(鲑鱼粉色柱状黏膜)。(见彩图)

食管炎(LSBE)。LSBE 患者更多见发育异常和肿瘤,而 SSBE 患者的风险也增加。

先进的内镜成像技术已经过评估可作为提高内镜诊断 GERD 敏感性的方法。窄带成像技术(NBI)利用蓝/绿波长的光照射黏膜,并优先增强表面组织结构,增强诸如毛细血管和黏膜外观的特征而不使用染料。NBI 已被用于改善 SCJ 的可视度,从而提高评估糜烂性疾病的能力。在一项前瞻性研究中,80 例患者(50 例 GERD 由经验性问卷定义,其中 30 例有内镜下糜烂性食管炎),NBI 放大图像表明毛细血管内毛细血管袢的扩张和数量增加是最佳预测指标, 其诊断 GERD 的敏感性为 92%, 特异性为 100%(当合并微糜烂时)。此外,与对照组相比,增多的扩张的毛细血管内毛细血管袢的存在和数量能够用于区分患有 NERD 的患者[30]。评估 NBI 在 SCJ 检查中的作用的第二项研究包括 107 名受试者(36 名 NERD,41 名糜烂性食管炎,30 名对照组)。血管模式增加和圆形凹坑外观缺失的组合能够用于区分 NERD 和对照组, 其敏感性为 86.1%,特异性为 83.3%[31]。因此,先进的成像技术可以为内镜诊断 GERD 提供更高的敏感性。

食管活检

在内镜检查中增加食管活检可以进行组织学评估, 以评估显微镜下的黏膜损伤,排除其他诊断,如嗜酸性粒细胞食管炎,并评估疾病并发症,如 Barrett 食管炎或肿瘤的发展。对无症状患者进行早期组织学研究,并且通过 pH 值检查证实无反流,详细描述了以真皮乳头为特征的食管黏膜的正常组织学外观,其延伸至游离管腔边缘的一半以下,基底细胞层占据不到 15% 的上皮总厚度。在固有层中从未发现多形核白细胞,并且嗜酸性粒细胞不常见。然而,在症状性反流和 pH 值检查阳性的患者中,真皮乳头延伸到上皮表面的距离的 50% 以上,并且基底细胞层占上皮总厚度的 15% 以上。在严重的食管炎病例中,在固有层中可见多形核细胞和嗜酸性粒细胞[14]。在 Ismail-Beigi 的初步研究中,33 例反流患者中有 28 例活检至少有一次异常(85%敏感性),而 21 名对照组中有 19 名活检正常(90%特异性)[32]。然而,基于 24 小时动态 pH 值监测定义的 GERD 患者,其后续研究无法复制基底层厚度或乳头长度对 GERD 诊断的敏感性[33]。

除了使用光学显微镜诊断 GERD 以外,透射电子显微镜也已被用于评估扩张的细胞间隙(DIS)直径。在一项对 11 例胃灼热患者(其中 6 名患有糜烂性食管炎)和 13 例对照的研究中,11 名胃灼热患者中有 8 名 (而没有对照组) 其细胞间隙直径≥2.4μm,表明该组织学指标对 GERD 诊断具有 73%的敏感性和 100%的特异性[34]。

在最近对 258 例 GERD 患者的评估中,根据反流性食管炎的存在、远端 pH 值监测异常或症状相关概率(SAP)≥95%进行诊断,嗜酸性粒细胞、总上皮厚度和乳头长度的存在是 GERD 的显著性预测指标。在 Z 线上方 0.5cm 处测量的总上皮厚度表明对 GERD 的诊断具有 77%的敏感性和 52%的特异性[24]。此外,组织学特征的组合有助于提高食管活检的诊断特性,这在 119 例症状性 GERD 患者和 20 例 24 小时动态 pH 值监测正常的对照组患者中得到证实。在 Z 线、距 Z 线 4cm 和距 Z 线 2cm 对基底细胞层、乳头长度和 DIS 进行组织学评估组合,其半定量评分为 0~2 分,并且与上皮内嗜酸性粒细胞、中性粒细胞和坏死/糜烂的存在相结合,产生最终的组织学"反流评分"。ROC 分析证明,对于评分> 2,"反流评分"对 GERD 的诊断具有 84%的敏感性和 85%的特异性[35]。

因为食管活检诊断 GERD 在鉴定和分级相关特征方面受观察者变异的限制,组织学参数在诊断 GERD 中的最佳用途仍然是排除替代诊断的能力[24]。在对五项研究的综述中, 无论组织学标准如何, 食管活检诊断 GERD 的总敏感性为 77%, 特异性为 91%[14]。考虑到组织学在 GERD 诊断中不敏感的检查特性,不建议常规使用食管活检,因此仅在怀疑其他原因引起食管炎时才应采用[2,6]。

食管测压

食管测压法是一种诊断性测试,用于测量腔内压力和食管三个功能区域的压力活动的协调性,即 LES、食管体部和食管上括约肌(UES)。使用水灌注导管或固态导管系统进行测压。固态导管包含直接测量食管收缩的嵌入式微型换能器。水灌注导管包含几个小口径管腔,用低顺应性灌注装置灌注水。当导管口被食管收缩阻塞时,水压在导管内形成,该压力传递施加到外部换能器。使用任一导管系统,来自换能器的电子信号均被传送到计算机并产生图形记录。

测压法通常用于评估具有提示食管运动功能障碍症状的患者,如吞咽困难和非心源性胸痛。测压在 GERD 评价中的作用仅限于准确定位 24 小时食管 pH 值监测导管和抗反流手术前的食管蠕动功能评估。贲门失弛缓症患者亦可出现胃灼热和反流症状，而诱导错误的 GERD 的诊断，测压显示的贲门失弛缓症是抗反流手术的禁忌[36,37]。对于以反流为主要症状的患者，测压也可能有帮助，因为它可以帮助区分反刍综合征和 GERD[6]。

动态反流监测

动态 24 小时食管 pH 值监测是重要的 GERD 诊治工具。食管 pH 值监测可以检测和量化胃食管反流，并在时间上将症状与反流事件相关联。24 小时食管 pH 值监测的主要适应证是：①记录疑似 GERD 但内镜无食管炎的患者的过度胃酸反流；②评估反流频率；③评估症状相关性。

标准动态 24 小时食管 pH 值监测通过使用单个 pH 值电极导管测量远端食管酸暴露，该导管穿过鼻子并定位在测量法测定的 LES 上边缘上方 5cm 处。虽然存在其他用于电极放置的技术，例如 pH 值升高（从胃到食管的 pH 值升高）以及内镜和荧光镜放置，但它们不太准确且不标准化[38,39]。放置导管后，鼓励患者进行没有饮食或活动限制的典型一天。因为摄入 pH 值<4.0 的食物或液体可以模拟反流事件并产生假阳性结果，酸性食物或饮料应排除在分析期之外，或在 pH 值日记中准确记录[40,41]。在使用基于导管的系统中，每 4~6 秒记录一次 pH 值，并将数据传输到移动数据记录器。更高的采样频率高达 1 Hz，可检测到更多的反流事件，但不会改变总的酸暴露值[42]。

典型的动态食管 pH 值监测仪具有事件标记按键，其可以在研究期间由患者激活，以记录症状、进餐和卧位的时间。患者还可将这些事件记录在日记卡上，以便随后将特定症状与 pH 值探针记录到的食管酸暴露相关联。在研究结束时，将数据下载到计算机，由计算机生成 pH 值追踪和数据汇总。临床食管 pH 值监测导管系统的典型检查持续时间为 24 个小时。由于部分患者对 pH 值导管的耐受性差，检查时间缩短到 3~16 小时；然而，与 24 个小时监测相比，较短的检查持续时间可导致灵敏性降低[41,43-45]。

当进行研究解读时，食管 pH 值降至 4.0 以下被定义为反流事件。该值是基于胃蛋白酶的蛋白水解活性来选择的，胃蛋白酶在该 pH 值和低于该 pH 值时最具活性。此外，pH 值<4.0 最能区分症状性患者和无症状对照[46-49]。尽管已经评估了许多评分系统和参数，但是该检查最重要的参数是 pH 值<4.0 的时间百分比，并且大多数 pH 值监测分析软件包含了该参数计算。当 pH 值<4.0 的总时间超过检查期的 4.2% 时，结果通常被认为是异常的[50,51]。所有软件程序均包含了卧位和直立位的分层分析。

虽然 pH 值软件会自动计算总的、直立的和仰卧的反流时间，但人工检查 pH 值曲线以排除伪影对于精确解释是必不可少的。典型的反流事件通常涉及 pH 值的突然下降。这必须与缓慢漂移的 pH 值区分开来,这可能是由于探针与食管黏膜失去接触并变干而导致的。探针功能障碍或接触不良可能导致读数降至零。此外,一些患者可能啜饮酸性碳酸饮料或柑橘类饮料,而导致 pH 值长时间小于 4。应识别出这些伪影,并将其相应的时间排除在酸暴露时间的计算之外。

多探针导管具有额外的 pH 值电极,可位于食管的更近端或咽部。这些电极允许检测近端食管和咽部的酸反流事件,因此可用于评估 GERD 食管外症状,特别是咽喉炎、慢性咳嗽和哮喘。近端食管 pH 值探针的常规位置在 LES 上方 15~20cm 处,pH 值低于 4.0 的总时间百分比小于 1% 为正常值[52,53]。咽部探针通常放置在测压法测定的UES上方 2cm 处。虽然目前未明确定义正常值,但超过两到三次的咽喉反流被认为是异常的。同样重要的是要检查 pH 值曲线,以确保近端食管或咽喉反流事件伴有远端食管反流,而不是继发于伪影。

鉴于患者对导管型动态食管 pH 值监测系统以及延长测量时间的耐受性有限,而开发了无线动态 pH 值胶囊监测系统(图 3.3)。放置时,先进行标准的上消化道内镜检查以定位 GEJ。移除内镜,并插入带有 pH 值胶囊探针的导引器,胶囊探针放置在 GEJ上方 6cm 处。然后将记录数据发送到佩戴于患者腰部的接收装置里。该无线系统具有48~96 小时连续记录 pH 值数据的优点。胶囊 pH 值探针可在数天后脱落并通过粪便排出。

基于无线的 pH 值胶囊监测系统可以更好地被耐受,对日常活动的干扰减少,并且对于 GERD 患者具有更高的总体满意度。在一项针对 50 名接受基于导管或无线pH 值监测的患者的随机研究中,与传统 pH 值探头相比,基于无线的 pH 值胶囊监测相关鼻痛、流鼻涕、咽喉疼痛、咽喉不适和头痛明显减少,然而基于无线的 pH 值胶囊监测与更多的胸痛相关[54]。无线 pH 值监测具有更优的反流敏感性,因为:①监测时间

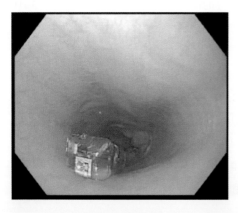

图 3.3 放置后附着于食管黏膜的 Bravo 无线 pH 值胶囊的内镜外观(Given Imaging,Yoqneam,Israel)。(见彩图)

更长;②患者依从性提高;③患者日常活动受限减少;④导管移位的可能性降低,因此在检查期间对反流事件检测的敏感性更高[55]。然而,无线 pH 值监测系统亦存在缺点,包括早期胶囊脱落的风险。两个中心的报告描述了 3/85 的患者 24 小时早期脱离和 3/85 的患者 48 小时数据接收不良,其中胃内 pH 值监测可能导致酸暴露时间的解读错误[55]。

使用无线 pH 值监测系统和基于导管的 pH 值监测评估同时捕获酸反流已经进行了许多比较研究[56-58]。虽然在记录的酸暴露之间观察到强烈的相关性,但是基于无线胶囊的 pH 值监测系统与基于导管的系统相比,在记录反流事件的情况下两个系统报告的 pH 值观察到显著的偏移[56,58,59]。当使用参考标准时,由于基于导管的系统软件中的热校准校正因子误差(其已经被校正)可导致 pH 值和反流事件的差异性偏移[59]。虽然反流事件的数量的差异只能部分地通过热校正因子来解释,但是基于导管的系统检测到的短反流事件的数量增加可能是由于基于无线胶囊的 pH 值监测系统的采样频率较低所致[58]。

导管式食管 pH 值监测系统的标准记录持续时间为 24 小时;然而,随着基于无线的 pH 值胶囊监测的引入,记录时间可以延长至 48~96 小时[60]。通过无线 pH 值系统获得的常规 48 小时数据可以使用 48 小时收集的平均值或仅使用具有最大酸暴露的 24 小时时段来解释。在一项针对 85 名患者,39 名对照组和 37 名 GERD 患者的研究中,使用异常酸暴露超过 5.3% 的检查时间为异常,仅使用酸暴露时间最多的 24 小时进行分析,对于 GERD 诊断的敏感性为 83.8% 和特异性为 84.5%,与之相比,仅使用数据收集的前 24 小时进行分析的敏感性为 67.5%,特异性为 89.7%[55]。

可以在药物治疗之中或停药之后进行 pH 值的监测。没有药物的监测要求患者停用 PPI 至少一周,H_2 受体阻滞剂治疗至少 48 小时,抗酸剂至少 2 小时[61]。该检查是应该在酸抑制治疗之中还是停药后进行,取决于临床医生希望获得的信息。研究患者是否存在基线酸反流需要在停药之后进行 pH 值检查,例如在考虑抗反流手术的患者中或在具有非典型 GERD 症状的患者中以排除酸反流的存在。药物治疗中进行的检查可用于研究持续的酸反流是否为难治性症状患者对药物治疗反应差或不完全的原因。

动态食管监测系统的一个潜在优势是能够将症状与反流时间相关联。然而,即使在有良好记录的 GERD 患者中,只有一半的症状事件与反流事件有关[62]。这一观察结果导致了几种症状评分系统的发展,这些评分系统可以计算归因于反流事件的个体症状,包括胃灼热、反流或胸痛[59]。症状指数(SI)定义为与反流事件相关的症状发作次数的百分比,将与 pH 值 <4 相关的症状的数量除以研究期间的症状总数来定义[63]。对于阳性关联的定义,SI 超过 50% 被认为症状相关性良好。第二个评分系统包括症状敏感

指数(SSI),即与症状相关的反流事件的数量除以研究期间的反流事件的总数[64]。SAP是基于症状的评分系统中具有最大统计有效性的参数,这是一种概率计算,将整个 pH值曲线分成两分钟的间隔,并对每个片段进行反流事件和症状发作的评估,使用改进的卡方检验来计算观察到的症状和反流事件的分布偶然发生的概率[65]。SAP 值> 95%表明观察到的反流事件和症状之间的关联偶然发生的概率<5%[59]。虽然 SAP 提供了关于反流和症状关联的统计有效性的信息,但 SI 和 SSI 提供了关联强度的信息[66]。不幸的是,没有临床试验证明基于症状的评分系统预测了因果关系,因此该参数应该仅能作为特定症状与反流事件联系起来的补充参考信息,而不具有预测患者对药物或手术治疗反应的能力[59]。

24 小时动态胆汁监测

十二指肠胃食管反流(DGER)是指十二指肠内容物通过幽门反流进入胃,随后反流到食管。DGER 可能是重要的,因为是其他因素即胆汁和胰酶(而不是酸),可能在GERD 患者的黏膜损伤和症状中起作用[67-70]。最初,在 pH 值监测期间食管 pH 值>7.0被认为是这种反流的标志,但后来证明碱性反流不能良好地标记 DGER。这一发现导致了光纤分光光度计(Bilitec 2000,Synectics,Stockholm)的开发,该仪器的动态监测不依赖 pH 值检查来检测 DGER[71]。该仪器利用胆红素的光学特性,胆红素是最常见的胆汁色素。胆红素在 450nm 处具有特征性的分光光度吸收带。该仪器的基本工作原理为在该波长附近的光吸收意味着胆红素的存在,因此代表 DGER。

与 pH 值监测一样,胆红素分光光度计的数据通常以胆红素吸光度超过 0.14 的时间百分比来测量,并且可以分别分析总体、立位和卧位的数据。通常选择胆红素吸光度超过 0.14 的时间百分比作为阈值, 因为研究表明低于该数值的值是由于悬浮颗粒和胃内容物中存在的黏液引起的分散[71]。在 20 个健康对照的研究中,胆红素超过 0.14 的总体、立位和卧位时间百分比的第 95 百分位值分别为 1.8%、2.2% 和 1.6%[72]。一些报告表明,Bilitec 光纤分光光度计读数与十二指肠胃吸取液研究测得的胆汁酸浓度之间存在良好的相关性[71,73-75]。验证研究发现,由于在酸性介质中胆红素异构化和波长吸收的变化,该仪器低估了至少 30% 的胆汁反流[72]。因此,仪器对 DGER 的测量必须始终同时测量食管酸暴露,通过延长 pH 值监测来完成。此外,各种其他物质也可能导致该仪器读数的假阳性,因为它不加选择地记录任何具有 470nm 附近吸收带的物质。基于这一事实,需要使用改良的饮食以避免干扰和读数错误[71,75]。由于 Bilitec 分光光度计测量的是胆红素而不是胆汁酸或胰酶的反流,必须假设反流中伴有胆红素和其他十二指肠内容物的存在。

该仪器的研制是评价 DCER 的一个重要进展,但其临床作用有限,目前已不再适用。虽然初步研究表明胆汁酸在导致黏膜损伤的动物模型中的作用,但用该装置进行进一步的研究有助于证明酸反流和胆汁反流一起发生,使得难以单独将十二指肠内容物认定为食管损伤的原因[70,72]。此外,研究表明,以奥美拉唑治疗可使食管胆红素暴露减少,从而进一步限制了检查 DGER 作为评估 GERD 的发展因素的临床应用[76]。

阻抗

多通道腔内阻抗(MII)是一种测量液体或气体稠度的酸性和非酸性反流的技术[77]。阻抗是相邻电极之间电流阻力的量度,它能够根据固有的电流和电阻特性区分液体和气体的反流。沿阻抗导管的轴向组合多个电极,就能够捕获到近端范围的反流事件,以及区分顺行流动和逆行反流[66]。导管按标准置于 LES 上方 5cm(类似于传统导管式的 pH 值监测系统),通常有 6 个或更多不等的阻抗测量段,可用于检测各种长度的食管[41]。目前的阻抗技术已经过验证可用于食管测压研究,并且对液体食团的检测非常敏感,可监测从 10mL 到小至 1mL 液体食团的阻抗下降[78,79]。阻抗/pH 值的组合记录仪还能够测量单独标准动态 24 小时食管 pH 值监测无法检测到的胃食管反流的特征。临床上,该方法可用于进一步评估抑酸治疗难以控制的典型或非典型反流症状,评估非酸性和(或)非液体反流的作用。

虽然毫无疑问 MII-pH 值测量是目前各种反流检测最准确和最详细的检查方法,其使用的临床适应证仍在不断发展,但是其在 GERD 患者诊疗中的作用有待进一步明确。主要原因有两个:①必须进一步了解特定临床情况下非酸性反流的相关性;②缺乏高质量的盲法、随机、对照研究,研究其对非酸性反流治疗的获益。

将阻抗与食管 pH 值监测相结合,可以确定标准 pH 值监测测量的所有参数之外,同时加入了反流事件的总数,近端反流事件的程度,以及酸性(pH 值 <4)或非酸性反流事件的特征[80]。目前已经为健康成人的反流事件建立了正常值。并且与动态食管监测系统一样,可以应用症状评分系统将症状与反流事件相关联[81]。基于 LES 上方 5cm 的阻抗值,24 小时内反流事件的中位数为 30,其中 2/3 为酸性,1/3 为弱酸性[81]。反流事件的识别需要更为准确的手动视觉分析,因为当前的自动阻抗–pH 值分析软件常常高估反流事件的数量[41]。

一项针对症状性 GERD 患者和健康对照组的前瞻性研究回顾了非酸性反流对黏膜损伤的作用, 这些患者接受了停药后的联合阻抗/pH 值监测。在 300 名症状性 GERD 的患者中, 发现了 58 例糜烂性食管炎,18 例 Barrett 食管炎和 224 例无黏膜损伤。与健康对照组相比,具有糜烂性食管炎和 NERD 的患者具有较长的远端食管酸暴露时间和较高的酸反流事件中位数。所有各组的非酸性反流事件的中位数相似,表明酸反流事件、反流量和酸清除率是 GERD 发病机制中的重要因素,而非酸性反流对食管黏膜损伤的作用较小[82]。

非酸性反流在症状产生中的作用特征在 60 名有胃灼热和反流症状的患者中进行了研究,这些患者接受了停药后的阻抗/pH 值监测。在使用 11 种反流定义时,SAP 阳性患者的比例为 62.5%~77.1%,当使用联合阻抗/pH 值监测确定反流而不是单独使用 pH 值监测时,患者具有更高比例的阳性 SAP(77.1%对 66.7%),详细说明非酸性反流可导致症状。此外,在有症状性反流事件中,85%与酸反流有关,而 15%与弱酸性反流有关[83]。

为了说明对反流事件的治疗效果, 对 12 名有胃灼热症状的患者进行了基于实验室的研究,并在餐后右侧卧位进行阻抗/pH 值监测 2 小时,以促进奥美拉唑治疗 7 天前后的反流事件,奥美拉唑每次 20mg,一天两次。在药物治疗之前,记录了 217 个反流事件,其中 98 个(45%)是酸性的,119 个(55%)是非酸性的。在用奥美拉唑治疗期间,反流事件总数增加至 261,而酸反流事件的数量减少至 7(3%),非酸反流事件增加至 254(97%)。在 5 名患者中,症状评分关联研究显示胃灼热和酸味更常见于酸反流事件,而反流症状发生于酸反流和非酸性反流时间[84]。然而,在药物治疗酸反流的情况下非酸相关反流的临床意义仍有待确定[59]。

鉴于非酸性反流导致的食管黏膜损伤以及非酸性反流在主要反流症状发生中的作用较为缺乏,已经有研究使用阻抗/pH 值组合监测评估了 PPI 治疗的效用。一项包括 168 名持续 GERD 症状的患者、每日两次 PPI 治疗的研究显示,52%的患者在研究过程中记录了临床症状,这表明除了酸性或非酸性反流之外有其他因素参与了持续性 PPI 治疗的症状。此外,在具有典型反流症状的患者中,11%酸反流的 SI 阳性,而 31%非酸性反流的 SI 阳性。而且,非酸性反流 SI 阳性的主要症状是反流[85]。同样, 在一项对 PPI 停药期的 79 例和 PPI 治疗期 71 例患者的研究中,4.1%的 PPI 停药期患者和 16.7%的 PPI 治疗期患者的非酸性反流的 SAP 结果阳性,表明 PPI 治疗增加了非反流症状的诊断率。重要的是,与非酸性反流相关的两种最常见的症状仍然是反流和咳嗽[86]。

以上研究表明,阻抗/pH 值组合监测对于反流事件的识别以及将事件鉴定为酸性或非酸性的能力具有最大的敏感性。然而,阻抗/pH 值组合监测用于 PPI 治疗期持续症状的患者的临床应用,受到持续症状个体症状评分系统以及非酸性反流事件与反流关联的高阴性率的阻碍,其作为治疗试验的主要终点证据缺乏。

最近有一种新的微创装置,可通过内镜的工作孔道的阻抗导管来测量黏膜阻抗,用于诊断慢性反流和 GERD(图 3.4)。一项比较 61 例糜烂性食管炎、81 例 NERD、

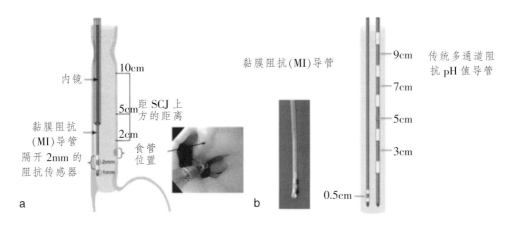

图 3.4　黏膜阻抗(MI)导管。(a)两个 2mm 长的阻抗传感电极位于距离 2mm 长的软导管尖端 1mm 处,通过内镜放入食管。黏膜阻抗测量结果是通过传感器在食管炎部位(如果存在)和鳞状柱状交界处(SCJ)上方 2cm、5cm 和 10cm 的直接黏膜接触获得的。(b)MI 导管的照片(内置)和 MI 导管与沿食管腔置入的传统多通道阻抗 pH 值导管的比较示意图。测量值表示距离 SCJ 的距离。(Adapted from Ref.[87], with permission from Elsevier)

93 例无 GERD、8 例贲门失弛缓症、15 例嗜酸性粒细胞性食管炎的研究中,GERD 或嗜酸性粒细胞性食管炎患者的黏膜阻抗值明显低于无 GERD 或贲门失弛缓症患者 (图 3.5)。重要的是,与嗜酸粒细胞性食管炎患者相比,GERD 患者的黏膜阻抗模式不同。当使用糜烂性食管炎作为参考标准时, 黏膜阻抗的敏感性和特异性分别为 76% 和 95%,而基于无线 pH 值胶囊监测为参考标准时分别为 75% 和 64%。因此,新的微创技术正在开发, 并且需要在 GERD 的诊断中以及在具有 GERD 非典型症状和持续症状的患者应用中进一步验证这些技术。

结论

　　鉴于 GERD 在北美地区的高患病率以及缺乏标准的 GERD 测量方法, 目前已经开发并评估了多种诊断策略,以提高我们识别和诊断 GERD 的能力。诊断方法存在许多局限性,包括患者不耐受、持续时间以及诊断研究的解读导致各个诊断方法的不准确。对每个具有 GERD 症状的患者进行诊断测试既不实际也不必要,因此临床症状评估和经验性药物治疗仍然是怀疑患有 GERD 的患者的一线评估方法。只有在怀疑存在疾病并发症、患者治疗失败、非典型症状或在开始改变治疗策略之前必须确诊时,才需要进一步检查[41]。新型技术,如先进的内镜成像技术、阻抗/pH 值组合监测和黏膜阻抗等,在成为我们用于诊断 GERD 的标准工具之前,还需要进一步验证。

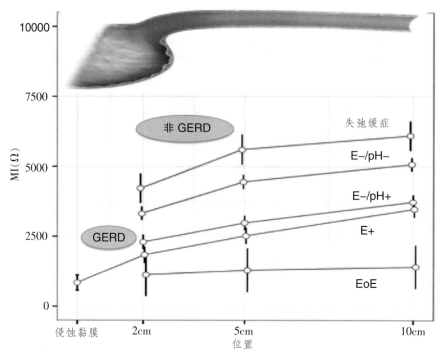

图3.5 以5个研究组的食管沿轴向分布显示黏膜阻抗值中位数(IQR)。GERD和非GERD患者在食管远端表现出较低的MI值,沿着食管逐渐增加,前者组的MI值均低于后者。EoE中的MI模式在整个食管中显示低MI值并与GERD不同。IQR,四分位数范围;EoE,嗜酸性粒细胞性食管炎;GERD,胃食管反流病;MI,黏膜阻抗。(Adapted from Ref. [87], with permission from Elsevier)(见彩图)

(王峰 胡志伟 译)

参考文献

1. DeVault KR, Castell DO. Updated guidelines for the diagnosis and treatment of gastroesophageal reflux disease. Am J Gastroenterol. 2005;100(1):190–200.
2. Katz PO, Gerson LB, Vela MF. Guidelines for the diagnosis and management of gastroesophageal reflux disease. Am J Gastroenterol. 2013;108(3):308–28; quiz 29.
3. El-Serag HB, Sweet S, Winchester CC, Dent J. Update on the epidemiology of gastro-oesophageal reflux disease: a systematic review. Gut. 2014;63(6):871–80.
4. Orlando RC. Pathogenesis of gastroesophageal reflux disease. Gastroenterol Clin North Am. 2002;31(4 Suppl):S35–44.
5. Moayyedi P, Talley NJ, Fennerty MB, Vakil N. Can the clinical history distinguish between organic and functional dyspepsia? JAMA. 2006;295(13):1566–76.
6. Bredenoord AJ, Pandolfino JE, Smout AJ. Gastro-oesophageal reflux disease. Lancet. 2013;381(9881):1933–42.
7. Fass R. Empirical trials in treatment of gastroesophageal reflux disease. Dig Dis. 2000;18(1):20–6.
8. Fass R, Ofman JJ, Gralnek IM, Johnson C, Camargo E, Sampliner RE, et al. Clinical and economic assessment of the omeprazole test in patients with symptoms suggestive of gastroesophageal reflux disease. Arch Intern Med. 1999;159(18):2161–8.

9. Schindlbeck NE, Klauser AG, Voderholzer WA, Muller-Lissner SA. Empiric therapy for gastroesophageal reflux disease. Arch Intern Med. 1995;155(16):1808–12.

10. Numans ME, Lau J, de Wit NJ, Bonis PA. Short-term treatment with proton-pump inhibitors as a test for gastroesophageal reflux disease: a meta-analysis of diagnostic test characteristics. Ann Intern Med. 2004;140(7):518–27.

11. Kahrilas PJ, Hughes N, Howden CW. Response of unexplained chest pain to proton pump inhibitor treatment in patients with and without objective evidence of gastro-oesophageal reflux disease. Gut. 2011;60(11):1473–8.

12. Bate CM, Riley SA, Chapman RW, Durnin AT, Taylor MD. Evaluation of omeprazole as a cost-effective diagnostic test for gastro-oesophageal reflux disease. Aliment Pharmacol Ther. 1999;13(1):59–66.

13. Bernstein LM, Baker LA. A clinical test for esophagitis. Gastroenterology. 1958;34(5):760–81.

14. Richter JE, Castell DO. Gastroesophageal reflux. Pathogenesis, diagnosis, and therapy. Ann Intern Med. 1982;97(1):93–103.

15. Hewson EG, Sinclair JW, Dalton CB, Wu WC, Castell DO, Richter JE. Acid perfusion test: does it have a role in the assessment of non cardiac chest pain? Gut. 1989;30(3):305–10.

16. Richter JE, Hewson EG, Sinclair JW, Dalton CB. Acid perfusion test and 24-hour esophageal pH monitoring with symptom index. Comparison of tests for esophageal acid sensitivity. Dig Dis Sci. 1991;36(5):565–71.

17. Ott DJ, Wu WC, Gelfand DW. Reflux esophagitis revisited: prospective analysis of radiologic accuracy. Gastrointest Radiol. 1981;6(1):1–7.

18. Battle WS, Nyhus LM, Bombeck CT. Gastroesophageal reflux: diagnosis and treatment. Ann Surg. 1973;177(5):560–5.

19. Breen KJ, Whelan G. The diagnosis of reflux oesophagitis: an evaluation of five investigative procedures. Aust N Z J Surg. 1978;48(2):156–61.

20. Johnston BT, Troshinsky MB, Castell JA, Castell DO. Comparison of barium radiology with esophageal pH monitoring in the diagnosis of gastroesophageal reflux disease. Am J Gastroenterol.1996;91(6):1181–5.

21. Lundell LR, Dent J, Bennett JR, Blum AL, Armstrong D, Galmiche JP, et al. Endoscopic assessment of oesophagitis: clinical and functional correlates and further validation of the Los Angeles classification. Gut. 1999;45(2):172–80.

22. Ronkainen J, Aro P, Storskrubb T, Johansson SE, Lind T, Bolling-Sternevald E, et al. High prevalence of gastroesophageal reflux symptoms and esophagitis with or without symptoms in the general adult Swedish population: a Kalixanda study report. Scand J Gastroenterol. 2005;40(3):275–85.

23. Dent J, Becher A, Sung J, Zou D, Agreus L, Bazzoli F. Systematic review: patterns of reflux-induced symptoms and esophageal endoscopic findings in large-scale surveys. Clin Gastroenterol Hepatol. 2012;10(8):863–73.e3.

24. Krugmann J, Neumann H, Vieth M, Armstrong D. What is the role of endoscopy and oesophageal biopsies in the management of GERD? Best Pract Res Clin Gastroenterol. 2013;27(3):373–85.

25. Jonasson C, Moum B, Bang C, Andersen KR, Hatlebakk JG. Randomised clinical trial: a comparison between a GerdQ-based algorithm and an endoscopy-based approach for the diagnosis and initial treatment of GERD. Aliment Pharmacol Ther. 2012;35(11):1290–300.

26. Gaddam S, Wani S, Ahmed H, Maddur P, Hall SB, Gupta N, et al. The impact of pre-endoscopy proton pump inhibitor use on the classification of non-erosive reflux disease and erosive oesophagitis. Aliment Pharmacol Ther. 2010;32(10):1266–74.

27. Conio M, Filiberti R, Blanchi S, Ferraris R, Marchi S, Ravelli P, et al. Risk factors for Barrett's esophagus: a case-control study. Int J Cancer. 2002;97(2):225–9.

28. Eloubeidi MA, Provenzale D. Clinical and demographic predictors of Barrett's esophagus among patients with gastroesophageal reflux disease: a multivariable analysis in veterans. J Clin Gastroenterol. 2001;33(4):306–9.

29. Wang KK, Sampliner RE. Updated guidelines 2008 for the diagnosis, surveillance and therapy of Barrett's esophagus. Am J Gastroenterol. 2008;103(3):788–97.

30. Sharma P, Wani S, Bansal A, Hall S, Puli S, Mathur S, et al. A feasibility trial of narrow

band imaging endoscopy in patients with gastroesophageal reflux disease. Gastroenterology. 2007;133(2):454–64, quiz 674.

31. Fock KM, Teo EK, Ang TL, Tan JY, Law NM. The utility of narrow band imaging in improving the endoscopic diagnosis of gastroesophageal reflux disease. Clin Gastroenterol Hepatol. 2009;7(1):54–9.

32. Ismail-Beigi F, Horton PF, Pope CE 2nd. Histological consequences of gastroesophageal reflux in man. Gastroenterology. 1970;58(2):163–74.

33. Schindlbeck NE, Wiebecke B, Klauser AG, Voderholzer WA, Muller-Lissner SA. Diagnostic value of histology in non-erosive gastro-oesophageal reflux disease. Gut. 1996;39(2):151–4.

34. Tobey NA, Carson JL, Alkiek RA, Orlando RC. Dilated intercellular spaces: a morphological feature of acid reflux–damaged human esophageal epithelium. Gastroenterology. 1996;111(5):1200–5.

35. Zentilin P, Savarino V, Mastracci L, Spaggiari P, Dulbecco P, Ceppa P, et al. Reassessment of the diagnostic value of histology in patients with GERD, using multiple biopsy sites and an appropriate control group. Am J Gastroenterol. 2005;100(10):2299–306.

36. Kessing BF, Bredenoord AJ, Smout AJ. Erroneous diagnosis of gastroesophageal reflux disease in achalasia. Clin Gastroenterol Hepatol. 2011;9(12):1020–4.

37. Spechler SJ, Souza RF, Rosenberg SJ, Ruben RA, Goyal RK. Heartburn in patients with achalasia. Gut. 1995;37(3):305–8.

38. de Caestecker JS, Heading RC. Esophageal pH monitoring. Gastroenterol Clin North Am. 1990;19(3):645–69.

39. Singh S, Price JE, Richter JE. The LES locator: accurate placement of an electrode for 24-hour pH measurement with a combined solid state pressure transducer. Am J Gastroenterol. 1992;87(8):967–70.

40. Agrawal A, Tutuian R, Hila A, Freeman J, Castell DO. Ingestion of acidic foods mimics gastroesophageal reflux during pH monitoring. Dig Dis Sci. 2005;50(10):1916–20.

41. Pandolfino JE, Vela MF. Esophageal-reflux monitoring. Gastrointest Endosc. 2009;69(4):917–30, 30.e1.

42. Emde C, Garner A, Blum AL. Technical aspects of intraluminal pH-metry in man: current status and recommendations. Gut. 1987;28(9):1177–88.

43. Choiniere L, Miller L, Ilves R, Cooper JD. A simplified method of esophageal pH monitoring for assessment of gastroesophageal reflux. Ann Thorac Surg. 1983;36(5):596–603.

44. Dobhan R, Castell DO. Prolonged intraesophageal pH monitoring with 16-hr overnight recording. Comparison with "24-hr" analysis. Dig Dis Sci. 1992;37(6):857–64.

45. Grande L, Pujol A, Ros E, Garcia-Valdecasas JC, Fuster J, Visa J, et al. Intraesophageal pH monitoring after breakfast + lunch in gastroesophageal reflux. J Clin Gastroenterol. 1988;10(4):373–6.

46. Johnsson F, Joelsson B. Reproducibility of ambulatory oesophageal pH monitoring. Gut. 1988;29(7):886–9.

47. Schindlbeck NE, Ippisch H, Klauser AG, Muller-Lissner SA. Which pH threshold is best in esophageal pH monitoring? Am J Gastroenterol. 1991;86(9):1138–41.

48. Wallin L, Madsen T. 12-Hour simultaneous registration of acid reflex and peristaltic activity in the oesophagus. A study in normal subjects. Scand J Gastroenterol. 1979;14(5):561–6.

49. Wiener GJ, Morgan TM, Copper JB, Wu WC, Castell DO, Sinclair JW, et al. Ambulatory 24-hour esophageal pH monitoring. Reproducibility and variability of pH parameters. Dig Dis Sci. 1988;33(9):1127–33.

50. Johnson LF, Demeester TR. Twenty-four-hour pH monitoring of the distal esophagus. A quantitative measure of gastroesophageal reflux. Am J Gastroenterol. 1974;62(4):325–32.

51. Johnson LF. 24-hour pH monitoring in the study of gastroesophageal reflux. J Clin Gastroenterol. 1980;2(4):387–99.

52. Dobhan R, Castell DO. Normal and abnormal proximal esophageal acid exposure: results of ambulatory dual-probe pH monitoring. Am J Gastroenterol. 1993;88(1):25–9.

53. Richter JE, Bradley LA, DeMeester TR, Wu WC. Normal 24-hr ambulatory esophageal pH values. Influence of study center, pH electrode, age, and gender. Dig Dis Sci. 1992;37(6):849–56.

54. Wong WM, Bautista J, Dekel R, Malagon IB, Tuchinsky I, Green C, et al. Feasibility and tol-

erability of transnasal/per-oral placement of the wireless pH capsule vs. traditional 24-h oesophageal pH monitoring–a randomized trial. Aliment Pharmacol Ther. 2005;21(2):155–63.

55. Pandolfino JE, Richter JE, Ours T, Guardino JM, Chapman J, Kahrilas PJ. Ambulatory esophageal pH monitoring using a wireless system. Am J Gastroenterol. 2003;98(4):740–9.

56. des Varannes SB, Mion F, Ducrotte P, Zerbib F, Denis P, Ponchon T, et al. Simultaneous recordings of oesophageal acid exposure with conventional pH monitoring and a wireless system (Bravo). Gut. 2005;54(12):1682–6.

57. Pandolfino JE, Schreiner MA, Lee TJ, Zhang Q, Boniquit C, Kahrilas PJ. Comparison of the Bravo wireless and Digitrapper catheter-based pH monitoring systems for measuring esophageal acid exposure. Am J Gastroenterol. 2005;100(7):1466–76.

58. Pandolfino JE, Zhang Q, Schreiner MA, Ghosh S, Roth MP, Kahrilas PJ. Acid reflux event detection using the Bravo wireless versus the Slimline catheter pH systems: why are the numbers so different? Gut. 2005;54(12):1687–92.

59. Hirano I, Richter JE. ACG practice guidelines: esophageal reflux testing. Am J Gastroenterol. 2007;102(3):668–85.

60. Hirano I, Zhang Q, Pandolfino JE, Kahrilas PJ. Four-day Bravo pH capsule monitoring with and without proton pump inhibitor therapy. Clin Gastroenterol Hepatol. 2005;3(11):1083–8.

61. Kahrilas PJ, Quigley EM. American Gastroenterological Association medical position statement: guidelines on the use of esophageal pH recording. Gastroenterology. 1996;110(6):1981.

62. Johnsson F, Joelsson B, Gudmundsson K, Greiff L. Symptoms and endoscopic findings in the diagnosis of gastroesophageal reflux disease. Scand J Gastroenterol. 1987;22(6):714–8.

63. Wiener GJ, Richter JE, Copper JB, Wu WC, Castell DO. The symptom index: a clinically important parameter of ambulatory 24-hour esophageal pH monitoring. Am J Gastroenterol. 1988;83(4):358–61.

64. Breumelhof R, Smout AJ. The symptom sensitivity index: a valuable additional parameter in 24-hour esophageal pH recording. Am J Gastroenterol. 1991;86(2):160–4.

65. Weusten BL, Roelofs JM, Akkermans LM, Van Berge-Henegouwen GP, Smout AJ. The symptom-association probability: an improved method for symptom analysis of 24-hour esophageal pH data. Gastroenterology. 1994;107(6):1741–5.

66. Gawron AJ, Hirano I. Advances in diagnostic testing for gastroesophageal reflux disease. World J Gastroenterol. 2010;16(30):3750–6.

67. Champion G, Richter JE, Vaezi MF, Singh S, Alexander R. Duodenogastroesophageal reflux: relationship to pH and importance in Barrett's esophagus. Gastroenterology. 1994;107(3):747–54.

68. Hopwood D, Bateson MC, Milne G, Bouchier IA. Effects of bile acids and hydrogen ion on the fine structure of oesophageal epithelium. Gut. 1981;22(4):306–11.

69. Stoker DL, Williams JG. Alkaline reflux oesophagitis. Gut. 1991;32(10):1090–2.

70. Vaezi MF, Singh S, Richter JE. Role of acid and duodenogastric reflux in esophageal mucosal injury: a review of animal and human studies. Gastroenterology. 1995;108(6):1897–907.

71. Bechi P, Pucciani F, Baldini F, Cosi F, Falciai R, Mazzanti R, et al. Long-term ambulatory enterogastric reflux monitoring. Validation of a new fiberoptic technique. Dig Dis Sci. 1993;38(7):1297–306.

72. Vaezi MF, Richter JE. Role of acid and duodenogastroesophageal reflux in gastroesophageal reflux disease. Gastroenterology. 1996;111(5):1192–9.

73. Barrett MW, Myers JC, Watson DI, Jamieson GG. Detection of bile reflux: in vivo validation of the Bilitec fibreoptic system. Dis Esophagus. 2000;13(1):44–50.

74. Stipa F, Stein HJ, Feussner H, Kraemer S, Siewert JR. Assessment of non-acid esophageal reflux: comparison between long-term reflux aspiration test and fiberoptic bilirubin monitoring. Dis Esophagus. 1997;10(1):24–8.

75. Vaezi MF, Lacamera RG, Richter JE. Validation studies of Bilitec 2000: an ambulatory duodenogastric reflux monitoring system. Am J Physiol. 1994;267(6 Pt 1):G1050–7.

76. Marshall RE, Anggiansah A, Manifold DK, Owen WA, Owen WJ. Effect of omeprazole 20 mg twice daily on duodenogastric and gastro-oesophageal bile reflux in Barrett's oesophagus. Gut. 1998;43(5):603–6.

77. Vaezi MF, Shay SS. New techniques in measuring nonacidic esophageal reflux. Semin Thorac Cardiovasc Surg. 2001;13(3):255–64.

78. Shay SS, Bomeli S, Richter J. Multichannel intraluminal impedance accurately detects fasting, recumbent reflux events and their clearing. Am J Physiol Gastrointest Liver Physiol. 2002;283(2):G376–83.

79. Sifrim D, Castell D, Dent J, Kahrilas PJ. Gastro-oesophageal reflux monitoring: review and consensus report on detection and definitions of acid, non-acid, and gas reflux. Gut. 2004;53(7):1024–31.

80. Blondeau K, Tack J. Pro: impedance testing is useful in the management of GERD. Am J Gastroenterol. 2009;104(11):2664–6.

81. Shay S, Tutuian R, Sifrim D, Vela M, Wise J, Balaji N, et al. Twenty-four hour ambulatory simultaneous impedance and pH monitoring: a multicenter report of normal values from 60 healthy volunteers. Am J Gastroenterol. 2004;99(6):1037–43.

82. Savarino E, Tutuian R, Zentilin P, Dulbecco P, Pohl D, Marabotto E, et al. Characteristics of reflux episodes and symptom association in patients with erosive esophagitis and nonerosive reflux disease: study using combined impedance-pH off therapy. Am J Gastroenterol. 2010;105(5):1053–61.

83. Bredenoord AJ, Weusten BL, Timmer R, Conchillo JM, Smout AJ. Addition of esophageal impedance monitoring to pH monitoring increases the yield of symptom association analysis in patients off PPI therapy. Am J Gastroenterol. 2006;101(3):453–9.

84. Vela MF, Camacho-Lobato L, Srinivasan R, Tutuian R, Katz PO, Castell DO. Simultaneous intraesophageal impedance and pH measurement of acid and nonacid gastroesophageal reflux: effect of omeprazole. Gastroenterology. 2001;120(7):1599–606.

85. Mainie I, Tutuian R, Shay S, Vela M, Zhang X, Sifrim D, et al. Acid and non-acid reflux in patients with persistent symptoms despite acid suppressive therapy: a multicentre study using combined ambulatory impedance-pH monitoring. Gut. 2006;55(10):1398–402.

86. Zerbib F, Roman S, Ropert A, des Varannes SB, Pouderoux P, Chaput U, et al. Esophageal pH-impedance monitoring and symptom analysis in GERD: a study in patients off and on therapy. Am J Gastroenterol. 2006;101(9):1956–63.

87. Ates F, Yuksel ES, Higginbotham T, Slaughter JC, Mabary J, Kavitt RT, et al. Mucosal impedance discriminates GERD from non-GERD conditions. Gastroenterology. 2015;148(2):334–43.

第 **4** 章

GERD 患者如何改善生活方式

Ali Akbar, Colin W. Howden

《蒙特利尔共识指南》将胃食管反流病(GERD)定义为"胃内容物反流造成不适症状和(或)并发症"[1]。因此 GERD 由胃酸反流至食管或以上部位引起的复杂症状构成。其中一个重要的、生理性的抗反流机制是食管下括约肌(LES)压力。对于胃食管反流病,食管下括约肌压力短暂性松弛(TLESR)是其公认的潜在反流机制。影响食管下括约肌松弛的因素可潜在地改善或加重反流及典型的 GERD 症状(胃灼热、反流)。同理,体重和腹内压力也可能起重要作用。基于这些观念,各种生活方式调整(其中包括注意姿势、饮食和体重)被认为有助于改善 GERD 相关症状。针对特定患者症状,美国胃肠病协会(AGA)推荐(质量证据"适当")某些生活方式改善,而不是作为常规建议推荐给所有患者[2]。

本章讨论各种生活方式改善并评估其对胃食管反流病相关症状控制的影响。然而值得注意的是,单一或联合的生活方式改善是对药物治疗的补充。在有效的药物治疗时代(本书其他部分已提及)之前,生活方式的改善相比现在对全面的胃食管反流病诊疗更加重要。尽管如此,患者和基层保健工作者经常询问生活方式改善是否能帮助改善症状。正如这里讨论的,尽管其中许多对患者整体健康有意义,但由于现代疗法对症状控制的影响,生活方式改善对胃食管反流病患者症状的管理可能影响较小或没有影响。

吸烟

显然,建议所有患者戒烟似乎是一种医疗惯例。戒烟要尤其推荐给胃食管反流病患者,尽管违背其平常的幸福感,且戒烟对胃食管反流病症状的改善是否有直接好处仍存在争论。吸雪茄与胃食管反流病症状有关。1972 年,Stanciu 等[3]报道 25 例以胃灼热为主诉的慢性吸烟者(每天吸 15~60 支雪茄),食管下括约肌压力减小。全部受试者用于中和反流至食管并与其黏膜接触的胃酸的唾液碳酸氢盐分泌同时也减少[4,5]。食管酸清除功能破坏、咳嗽、深吸气是另外存在的潜在机制[6,7]。一项病例对照研究[8]报道：长期吸烟加重胃食管反流病症状,每日烟草吸入超过 20 年与不超过 1 年者相比,反流比值比(OR)为 1.7[95%可信区间(CI),1.4~2.0;$P<0.001$]。一项 30 例食管内 24 小时 pH值监测研究显示,与不吸烟者相比,吸烟者被测到更多的反流事件[9]。即便如此,吸烟者并没有更长的食管酸暴露时间。另外一项研究(监测酸暴露及其与反流症状的关系)[10]显示,吸烟者 24 小时食管内 pH 值<4 的时间百分比显著增加,且反流事件增多,酸清除降低。吸烟患者记录日间胃灼热事件增加 114%,且被相应 pH 值下降的酸性反流事件证实。Smit 等[11]通过吸烟者上下食管(通过双电极 pH 值检测)在吸烟和不吸烟情况下的对比,证实类似发现(即大多数时间食管内 pH 值<4),表明反流程度与吸烟有关。

尽管众所周知吸烟导致食管下括约肌松弛(增强食管酸反流),但两项早期数据回顾性研究显示,戒烟后胃食管反流病症状改善[12,13]。即便如此,纳入的研究发现吸烟对胃食管反流病症状有短期的影响。

最近,挪威的一项从 1995—1997 年、2006—2009 年实施的基于人群的大型前瞻性研究(HVNT 研究)[14],纳入超过 29 000 例患者,戒烟与反流症状改善之间的关系采用逻辑回归评估,2014 年报道结果:与每日烟草吸入相比,戒烟(同时服用抗反流药物至少每周 1 次)与症状改善相关,从严重至没有或不严重的症状主诉(校正 OR1.78;95%CI 1.07~2.97),存在明显相关性,但不适用于超重者。

因此,证据证明戒烟有助于减轻胃食管反流病症状。联合恰当的药物治疗,对于非超重者尤为重要。

减轻体重

对于胃食管反流病症状进展,肥胖是公认的一种危险因素。多项在美国、英国、挪威、西班牙开展的人群研究显示,超重或肥胖与胃食管反流病症状程度呈正相关[15-19]。而且,胃食管反流病症状随体重增加而加重,因此,呈现"剂量效应"影响的证据。基于上述肥胖和胃食管反流病症状之间的关系,假设胃食管反流病症状将随着体重减轻而改善是合乎逻辑的,体重指数最终也将下降。然而,一项来自瑞典的早期研究[20],20 例肥胖胃食管反流病患者,尽管每天规律应用抗反流药物,症状仍有发作,发现体重下降没有改善主观的(反流症状)或者客观的(食管内 pH 值)胃食管反流病表现。另外一项对病态肥胖胃食管反流病患者的前瞻性研究,通过液态、低热量饮食,垂直环状胃成型手术前后进行 24 小时便携式食管内 pH 值监测,发现其对反流监测没有益处[21]。

Kaltenbach 等[13]进行了一项系统性回顾分析,证实生活方式对胃食管反流病症状的影响,减轻肥胖者体重和抬高床头是唯一能改善食管内 pH 值参数和症状的干预措施。

另外一项发表于 2009 年的系统回顾性研究[22],观察各种减重方法(包括饮食/生活方式改善,外科方法例如 Roux-en-Y 胃绕道术、垂直环状胃成形术)对肥胖胃食管反流病患者症状和(或)客观表现的影响。随着饮食、生活方式干预,7 项研究中有 4 项报道了与 pH 值测定结果一致的胃食管反流病症状改善。对于 Roux-en-Y 胃绕道术,全部研究发现胃食管反流病症状改善(主要通过问卷评估)。相反,对于垂直环状胃成形术,胃食管反流病表现没有改变,甚至反而增加(通过 pH 值测定和症状评估)。其结果与内镜下可调节胃环是相冲突的。

一项前瞻性序列研究[23]评估了超重和肥胖者(BMI 25~39.9kg/m²)计划性地减肥对胃食管反流病症状的影响[33]。测量基础和 6 个月后的 BMI 和腰围,并且所有参与试验者完成一份经过验证的反流病问卷。经过 6 个月,平均体重减轻 13±7.7kg。65% 的参与者反流症状完全消退,15% 部分消退。体重减轻百分比与胃食管反流病症状评分减小之间存在小的但是其有统计学意义的相关性($r=0.17$;$P<0.05$)。

最近,在一系列为治疗 GERD 患者所建议的质量措施中,8 位临床专家根据兰德/加州大学洛杉矶分校的适宜性方法对可能的有效性进行了排名[24]。他们鉴定了 24 个有效的 GERD 护理措施(从文献、指南、专家获得),包括最初的诊断、管理、追踪、进一步的诊断测试、质子泵抑制剂(PPI)难治性症状、胸痛症状、反流性食管炎(EE)、食管狭窄或环和这种情况的外科治疗。对任何肥胖伴有胃食管反流病患者,推荐减轻体重是唯一有质量并且有效的生活改善方式。

基于目前的数据证据,对于肥胖和超重者,体重减轻改善胃食管反流病症状,无论保守的体重减轻策略还是手术都能实现。

抬高床头

平卧位与食管酸暴露增加和胃食管反流病症状加重有关。Stanciu 等[25]监测了胃食管反流病患者不同体位食管内 pH 值。报道 pH 值低于 5 的时间百分比和反流事件的次数,头高位比坐位和平卧位显著下降。结果提示抬高床头可改善反流症状,减少反流事件,并促进酸清除。随后,采用随机交叉性的方法,Hamilton 等[26]对 15 例伴有中至重度酸反流症状者不同平躺姿势食管内 pH 值、反流事件和远端食管酸清除时间进行研究;与水平体位相比,3 例平卧位(水平,头抬高 8 英寸,通过床板或泡沫楔形物),远端食管 pH 值低于 4 的时间下降有统计学意义,并且受试者经受的最长酸暴露降低。与水平位相比,两种床头抬高(通过楔形物和床板)的方法均可降低酸清除时间。

与以上两项研究相反,一项多中心的研究[27],把纳入患者随机分为床头抬高 15cm

或床头水平位睡眠,结果显示反流评分和反流药物的应用没有不同。此项为期两周的研究没有进行食管内 pH 值监测,并且允许部分患者应用 2 次/日的 PPI。

近期一项小型的研究[28]显示,通过抬高床头 20cm(头端抬高),可改善夜间反流症状;收集第 1 天、第 2 天、第 7 天仰卧位 pH 值监测数据,平均仰卧反流时间、酸清除时间、反流片段维持至少 5 分钟的次数,以及症状评分均有改善。20 名患者完成这项 7 天研究,所有参数改善均有统计学意义。

因此,抬高床头对酸反流主观上和客观上的改善均有证据支持;即便如此,一些患者和(或)其配偶或睡眠搭档发现这不切实际和难以接受。尽管有证据支持,抬高床头的建议没有例行地规定或执行。

避免深夜进食

与日间反流相比,夜间反流对生活质量影响更严重。当评估有胃食管反流病的患者时,夜间症状和睡眠干扰都是关键[29]。这可以通过避免深夜进食改善。在一项对老年人的研究中,与晚餐时间晚(晚上 9 点)相比,晚餐时间早(晚上 6 点)夜间胃内 pH 值更高,并因此改善酸反流症状[30]。

最近,美国胃肠病学会(ACG)胃食管反流病诊治指南[31]建议,管理夜间反流要避免深夜进餐后 2~3 小时平躺(可抬高床头)(前提性推荐,低级别证据)。

尽管缺少实质性证据支持,作为一种生活习惯,避免胃食管反流病患者(特别伴夜间症状)睡前 2~3 小时避免进餐也是明智的,这种干预患者很容易理解。

呼吸训练

Cammarota 等[32]对 351 位专业歌剧院歌唱家的一项研究发现,与其年龄和性别相匹配的 578 例非歌唱家相比,其 GERD 症状更加严重。在理论上,至少练习并专注深呼吸的歌者由于吸气时胸廓舒张能缩短横膈(腹式呼吸),可以得到更好保护从而避免胃食管反流病。这种保护性作用基于横膈对反流是保护机制(与 LES 一起)的假设。这提示呼吸类型对胃食管反流病起一定作用的可能性。

实际上,Eherer 等[33]制订训练计划去提高患者的呼吸意识,尝试把胸廓运动转移到腹壁运动。排除解剖学结构异常,如较大食管裂孔疝或者内镜下诊断 EE 的患者。对 19 例纳入这项随机对照实验患者(10 例呼吸训练组,9 例对照组),评估其干预前后生命质量,pH 值监测,按需 PPI 应用情况,训练组 pH 值小于 4 的时间下降有统计学意义(9.1%±1.3% 对 4.7%±0.9%;$P<0.05$),对照组变化无统计学意义。同样,与对照组相

比，训练组生命质量改善有统计学意义（之前 13.4%±1.98，训练后 10.8%±1.86；P<0.01）。在随访的 9 个月期间，19 位参与研究的患者中，11 位患者保持呼吸训练，其生命质量也进一步改善，PPI 剂量继续减少。

因此，基于非常有限的证据，通过呼吸练习课程，对胃食管反流病患者在主观上和客观上的症状均有改善；然而，这也很难常规推广，并且上述研究也许不能概括更多的胃食管反流患者群。除了高选择的胃食管反流病患者亚群以外，如上所述，其对常规的临床实践的影响也有疑问。

饮食影响

一般情况下，饮食控制对胃食管反流病症状减轻没有较大影响。然而，应当推荐选择性去除一些饮食习惯[31]。

一些非流行病学的研究报道：咖啡导致食管下括约肌松弛，可以增加反流事件和症状[34,35]。一些研究显示咖啡因引起胃食管反流病症状进展。在一项双盲研究中，17 位胃食管反流病患者摄入普通的或脱咖啡因的咖啡，结果显示脱咖啡因组反流发生时间减少[36]。Wendl 等[37]研究显示，与自来水和普通的茶水相比，普通咖啡导致更多的反流发生，差别有统计学意义（P<0.05），自来水和普通的茶水之间无差别。脱咖啡因的咖啡可减少反流，有统计学意义。有趣的是，脱咖啡因的茶水或加咖啡因的水没有任何影响，因此产生了一种可能性：咖啡中除咖啡因之外其他的一些物质可能是导致胃食管反流病症状的原因。

然而，来源于健康者和胃食管反流病患者的随机、交叉研究[38]的数据显示，咖啡对两者餐后酸反流时间和反流事件次数无影响。而且，咖啡在禁食期间增加胃食管反流病患者反流时间百分比，但健康者则没有。这项研究提示在禁食期间避免饮用咖啡可能对胃食管反流病患者有益。

最近，日本的一项超过 8000 例患者的研究[39]，对 994 例反流性食管炎，1118 例非糜烂性胃食管反流病，和 5901 例非胃食管反流病对照组（对照组是否年龄和性别匹配不详），评估了咖啡对不同上消化道疾病包括反流性食管炎、非糜烂性胃食管反流病的影响，显示饮用咖啡与反流性食管炎或非糜烂性胃食管反流病没有任何关系。

一篇发表在 2014 年的荟萃分析中，Kim 等[40]特别观察了饮用咖啡对胃食管反流病的影响。在 15 项病例对照研究中，没有发现有统计学意义的相关性（OR 1.06；95% CI 0.94~1.19）。分小组分析中，大量饮用咖啡对胃食管反流病症状仍然没有影响。

一项较早的研究提示，油炸和辛辣食物可以加重胃食管反流病症状，但是这项研究没有设置对照组，也没有饮食摄入清单[41]。与之类似，El Serag 等对 371 位志愿者阐明饮食和胃食管反流病症状之间的关系后,进行了一项横断面的研究,前一年,他们用饮食问卷评估进食量,然后,胃食管反流病问卷加上消化内镜(371 位中有 164 位执行)评估反流严重性;164 例中有 40 例发现糜烂性食管炎;高脂饮食不仅与严重的胃食管反流病症状有关系,而且与糜烂性食管炎也有关系;然而,这项发现仅在肥胖体质中有统计学意义[42]。在一项 58 例伴有胃灼热患者的研究中,胆固醇饮食和进食饱和脂肪与增加反流事件之间相关性有统计学意义[43]。另一项研究没有发现进食脂肪和反流症状的相关性[44],并推断最大程度的影响胃食管反流病症状的是体重指数,而不是饮食成分[45]。

最近,通过饮食习惯问卷的方式,波兰对 221 位健康人和 292 例胃食管反流病患者,平均体重指数均<26,进行了一项研究[46]。结果报道:与健康者相比,胃食管反流病患者进食某些食物后症状会更严重,在胃食管反流病组,高脂肪($P=0.004$)、油炸($P=0.022$)、酸性($P=0.003$),或者辛辣($P=0.014$)食物导致症状更严重。通过单因素逻辑回归分析发现,每天进食一至两次,饮用薄荷味茶水,晚间进食一顿大餐是胃食管反流病的危险因素。作者事实上推荐增加进餐次数(至少 3~5 次)和定时进餐,以避免特定时间大量进食,从而消除反流症状。这些发现并没有在其他地方得到重复。

建议避免碳酸饮料,改善胃食管反流病症状。Fass 等[47]观察了一大群伴有胃灼热的患者。15 000 多例患者完成关于睡眠期间胃灼热的问卷,其中 3806 例患者(24.9%)提出有这些症状。通过多变量分析发现,体重指数增加、饮用软碳酸饮料、服用苯二氮䓬类药物是夜间胃灼热的强预测因子。

综上所述,关于不同的饮食和(或)饮料在胃食管反流病症状中起到的作用缺少高质量的数据;然而,进食时间和每餐摄入量在引起胃食管反流病症状中起到了一定作用。

饮酒

饮酒通过影响食管下括约肌(LES)压力和食管动力引起相关反流[48]。在动物研究中,酒精(乙醇)可以直接抑制食管收缩,并且降低 LES 压力和下食管蠕动收缩的波幅[49,50]。

Vitale 等[51]对 17 例健康志愿者进行了研究,晚饭后饮用或不饮用 120mL 苏格兰威士忌,观察其对夜间胃食管反流的影响。在适度饮酒后,仰卧位的食管酸清除率降低。

饮酒与胃酸分泌之间的关系在之前研究中存在不一致,酒精浓度小于 5%的含酒精饮料,可以刺激胃酸分泌;然而饮用高浓度的酒(浓度 5%~40%)没有可证实的刺激作用,而且有可能抑制胃酸量[52]。慢性饮酒对胃酸分泌功能的影响像急性饮酒那样不可预测。

在一项观察饮酒对胃 pH 值、食管动力和酸暴露的研究中, 14 位健康志愿者在午餐或者晚餐随机饮用 360mL 红酒或白水。所有人行便携式 24 小时食管动力和食管胃 pH 值监测。结果显示, 与白水相比, 餐后饮酒期间反流时间百分比及因此导致的食管酸暴露增加; 胃内 pH 值或食管动力无明显变化。

大量饮酒与 GERD 症状和 RE 相关, 在日本的一项研究中, 463 例男性分为大量饮酒(>50g 酒精/天)、中等量饮酒(25~50g 酒精/天)、少量饮酒(<25g 酒精/天)和从来不饮酒四组, 分别与 EE 的优势比为 1.99 (95%CI 1.12~3.53; $P=0.019$)、1.88 (95%CI 1.02~3.48; $P=0.044$)、1.11(95%CI 0.55~2.23; $P=0.769$), 除去吸烟, 饮酒和非饮酒者之间基线特征近似, 在饮酒者中更加常见(61.6%对 50.3%; $P=0.016$)。

另外, 瑞典的一项病例对照研究, 采用收集公众健康观察资料, 包括 3153 例胃食管反流病患者和超过 40 000 例的对照组, 断定饮酒并不会增加胃食管反流病风险[55]。在后来的系统回顾性研究中, 没有足够的证据支持戒酒直接影响 pH 值或者胃食管反流病症状[13]。

因此, 饮酒对胃食管反流病症状影响和戒酒可以减轻其症状的证据存在冲突和前后矛盾。在临床处置中, 重点应集中在建议不要过度饮酒。生活方面对他们的建议大部分是作为普通的健康生活方式, 而不是胃食管反流病处置的一部分。

药物

许多药物可以诱发或加重胃食管反流病症状。钙通道阻滞剂、硝酸盐、β 受体阻滞剂、茶碱、苯二氮䓬类药物均被报道通过药理作用松弛食管下括约肌、加重胃食管反流病。在 Fass 等[47]以上提到的研究中, 证实苯二氮䓬类药物(多因素分析)强烈预示夜间胃灼热; 与之相似, 抗胆碱能药物(例如东莨菪碱、奥昔布宁、苯托品)和三环抗抑郁药(通过抗胆碱作用)也可以造成食管下括约肌松弛。虽然这些药物可能是为合法的适应证开出的处方, 但由于会加重胃食管反流病症状, 建议对患者适当监控。

结论

基于通常的认识和合理的药物实践, 推荐胃食管反流病的患者进行生活方式调整。建议患者禁烟、合理饮食, 对超重和肥胖者建议适当减轻体重、避免过度饮酒, 就像对其他患者一样, 这对胃食管反流病患者是正确的。虽然合理的证据和适当的措施对胃食管反流病的诊治产生实质的影响还不是很清楚, 但不管患者的主要诊断是什么, 它们都应该作为常规保健部分。对于胃食管反流病患者, 超重和肥胖者合理减轻体重,避免睡前进食,考虑抬高床头似乎很可能改善主观和客观症状。然而,考虑到药物证实对胃食管反流病有效,认真选择患者应用外科抗反流手术,可能出现的新内镜下疗法,生活方式改善可能在这个普遍流行和令人不安的疾病中仍将继续起一定作用。

(田书瑞 译)

参考文献

1. Vakil N, Van Zanten SV, Kahrilas P, Dent J, Jones R. The Montreal definition and classification of gastroesophageal reflux disease: a global evidence-based consensus. Am J Gastroenterol 2006;101:1900–20.

2. Kahrilas PJ, Shaheen NJ, Vaezi MF, Hiltz SW, Black E, Modlin IM, Johnson SP, Allen J, Brill JV, American Gastroenterological Association. American Gastroenterological Association Medical Position Statement on the management of gastroesophageal reflux disease. Gastroenterology. 2008;135(4):1383–91, e1–5.

3. Stanciu C, Bennett JR. Smoking and gastro-oesophageal reflux. Br Med J. 1972;3(5830):793–5.

4. Kahrilas PJ, Gupta RR. The effect of cigarette smoking on salivation and esophageal acid clearance. J Lab Clin Med 1989;114:431–8.

5. Trudgill NJ, Smith LF, Kershaw J, Riley SA. Impact of smoking cessation on salivary function in healthy volunteers. Scand J Gastroenterol. 1998;33(6):568–71.

6. Kahrilas PJ, Gupta RR. Mechanisms of acid reflux associated with cigarette smoking. Gut. 1990;31(1):4–10.

7. Pandolfino JE, Kahrilas PJ. Smoking and gastro-oesophageal reflux disease. Eur J Gastroenterol Hepatol. 2000;12(8):837–42.

8. Nilsson M, Johnsen R, Ye W, Hveem K, Lagergren J. Lifestyle related risk factors in the aetiology of gastro-oesophageal reflux. Gut. 2004;53(12):1730–5.

9. Schindlbeck NE, Heinrich C, Dendorfer A, Pace F, Müller-Lissner SA. Influence of smoking and esophageal intubation on esophageal pH-metry. Gastroenterology. 1987;92(6):1994–7.

10. Kadakia SC, Kikendall JW, Maydonovitch C, Johnson LF. Effect of cigarette smoking on gastroesophageal reflux measured by 24-h ambulatory esophageal pH monitoring. Am J Gastroenterol. 1995;90(10):1785–90.

11. Smit CF, Copper MP, van Leeuwen JA, Schoots IG, Stanojcic LD. Effect of cigarette smoking on gastropharyngeal and gastroesophageal reflux. Ann Otol Rhinol Laryngol. 2001;110(2):190–3.

12. Meining A, Classen M. The role of diet and lifestyle measures in the pathogenesis and treatment of gastroesophageal reflux disease. Am J Gastroenterol. 2000;95(10):2692–7.

13. Kaltenbach T, Crockett S, Gerson LB. Are lifestyle measures effective in patients with gastro-esophageal reflux disease? An evidence-based approach. Arch Intern Med. 2006;166(9):965–71.

14. Ness-Jensen E, Lindam A, Lagergren J, Hveem K. Tobacco smoking cessation and improved gastroesophageal reflux: a prospective population-based cohort study: the HUNT study. Am J Gastroenterol. 2014;109(2):171–7.

15. Locke GR 3rd, Talley NJ, Fett SL, Zinsmeister AR, Melton LJ 3rd. Risk factors associated with symptoms of gastroesophageal reflux. Am J Med. 1999;106(6):642–9.

16. Murray L, Johnston B, Lane A, Harvey I, Donovan J, Nair P, et al. Relationship between body mass and gastro-oesophageal reflux symptoms: The Bristol Helicobacter Project. Int J Epidemiol. 2003;32(4):645–50.

17. Delgado-Aros S, Locke GR 3rd, Camilleri M, Talley NJ, Fett S, Zinsmeister AR, et al. Obesity is associated with increased risk of gastrointestinal symptoms: a population-based study. Am J Gastroenterol. 2004;99(9):1801–6.

18. Diaz-Rubio M, Moreno-Elola-Olaso C, Rey E, Locke GR 3rd, Rodriguez-Artalejo F. Symptoms of gastro-oesophageal reflux: prevalence, severity, duration and associated factors in a

Spanish population. Aliment Pharmacol Ther. 2004,19(1):95–105.

19. Nilsson M, Johnsen R, Ye W, Hveem K, Lagergren J. Obesity and estrogen as risk factors for gastroesophageal reflux symptoms. JAMA. 2003;290(1):66–72.

20. Kjellin A, Ramel S, Rössner S, Thor K. Gastroesophageal reflux in obese patients is not reduced by weight reduction. Scand J Gastroenterol. 1996;31(11):1047–51.

21. Frederiksen SG, Johansson J, Johnsson F, Hedenbro J. Neither low-calorie diet nor vertical banded gastroplasty influence gastro-oesophageal reflux in morbidly obese patients. Eur J Surg. 2000;166(4):296–300.

22. De Groot NL, Burgerhart JS, Van De Meeberg PC, de Vries DR, Smout AJ, Siersema PD. Systematic review: the effects of conservative and surgical treatment for obesity on gastro-oesophageal reflux disease. Aliment Pharmacol Ther. 2009;30(11–12):1091–102.

23. Singh M, Lee J, Gupta N, Gaddam S, Smith BK, Wani SB, et al. Weight loss can lead to resolution of gastroesophageal reflux disease symptoms: a prospective intervention trial. Obesity (Silver Spring). 2013;21(2):284–90.

24. Yadlapati R, Gawron A, Bilimoria K, Keswani RN, Dunbar KB, Kahrilas PJ, et al. Development of quality measures for the care of patients with gastroesophageal reflux disease. Clin Gastroenterol Hepatol. 2015;13:874–83.

25. Stanciu C, Bennett JR. Effects of posture on gastro-oesophageal reflux. Digestion. 1977;15(2):104–9.

26. Hamilton JW, Boisen RJ, Yamamoto DT, Wagner JL, Reichelderfer M. Sleeping on a wedge diminishes exposure of the esophagus to refluxed acid. Dig Dis Sci. 1988;33(5):518–22.

27. Pollmann H, Zillessen E, Pohl J, Rosemeyer D, Abucar A, Armbrecht U, et al. Effect of elevated head position in bed in therapy of gastroesophageal reflux. Z Gastroenterol. 1996;34 Suppl 2:93–9.

28. Khan BA, Sodhi JS, Zargar SA, Javid G, Yattoo GN, Shah A, et al. Effect of bed head elevation during sleep in symptomatic patients of nocturnal gastroesophageal reflux. J Gastroenterol Hepatol. 2012;27(6):1078–82.

29. Gerson LB, Fass R. A systematic review of the definitions, prevalence, and response to treatment of nocturnal gastroesophageal reflux disease. Clin Gastroenterol Hepatol. 2009;7(4):372–8.

30. Duroux P, Bauerfeind P, Emde C, Koelz HR, Blum AL. Early dinner reduces nocturnal gastric acidity. Gut. 1989;30(8):1063–7.

31. Katz PO, Gerson LB, Vela MF. Guidelines for the diagnosis and management of gastroesophageal reflux disease. Am J Gastroenterol. 2013;108(3):308–28.

32. Cammarota G, Masala G, Cianci R, Palli D, Capaccio P, Schindler A, et al. Reflux symptoms in professional opera choristers. Gastroenterology. 2007;132(3):890–8.

33. Eherer AJ, Netolitzky F, Högenauer C, Puschnig G, Hinterleitner TA, Scheidl S, et al. Positive effect of abdominal breathing exercise on gastroesophageal reflux disease: a randomized, controlled study. Am J Gastroenterol. 2012;107(3):372–8.

34. Thomas FB, Steinbaugh JT, Fromkes JJ, Mekhjian HS, Caldwell JH. Inhibitory effect of coffee on lower esophageal sphincter pressure. Gastroenterology. 1980;79(6):1262–6.

35. Van Deventer G, Kamemoto E, Kuznicki JT, Heckert DC, Schulte MC. Lower esophageal sphincter pressure, acid secretion, and blood gastrin after coffee consumption. Dig Dis Sci. 1992;37(4):558–69.

36. Pehl C, Pfeiffer A, Wendl B, Kaess H. The effect of decaffeination of coffee on gastro-oesophageal reflux in patients with reflux disease. Aliment Pharmacol Ther. 1997;11(3):483–6.

37. Wendl B, Pfeiffer A, Pehl C, Schmidt T, Kaess H. Effect of decaffeination of coffee or tea on gastro-oesophageal reflux. Aliment Pharmacol Ther. 1994;8(3):283–7.

38. Boekema PJ, Samsom M, Smout AJ. Effect of coffee on gastro-oesophageal reflux in patients with reflux disease and healthy controls. Eur J Gastroenterol Hepatol. 1999;11(11):1271–6.

39. Shimamoto T, Yamamichi N, Kodashima S, Takahashi Y, Fujishiro M, Oka M, et al. No association of coffee consumption with gastric ulcer, duodenal ulcer, reflux esophagitis and non-erosive reflux disease: a cross-sectional study of 8013 healthy subjects in Japan. PLoS ONE. 2013;8(6):e65996.

40. Kim J, Oh SW, Myung SK, Kwon H, Lee C, Yun JM, Lee HK, Korean Meta-analysis (KO-RMA) Study Group. Association between coffee intake and gastroesophageal reflux disease:

a meta-analysis. Dis Esophagus. 2014;27(4):311–7.

41. Nebel OT, Fornes MF, Castell DO. Symptomatic gastroesophageal reflux: incidence and precipitating factors. Am J Dig Dis. 1976;21(11):953–6.

42. El-Serag HB, Satia JA, Rabeneck L. Dietary intake and the risk of gastro-oesophageal reflux disease: a cross sectional study in volunteers. Gut. 2005;54(1):11–7.

43. Shapiro M, Green C, Bautista JM, Dekel R, Risner-Adler S, Whitacre R, et al. Assessment of dietary nutrients that influence perception of intra-oesophageal acid reflux events in patients with gastro-oesophageal reflux disease. Aliment Pharmacol Ther. 2007;25(1):93–101.

44. Ruhl CE, Everhart JE. Overweight, but not high dietary fat intake, increases risk of gastro-esophageal reflux disease hospitalization: the NHANES I Epidemiologic Followup Study. First National Health and Nutrition Examination Survey. Ann Epidemiol. 1999;9(7):424–35.

45. Nandurkar S, Locke GR 3rd, Fett S, Zinsmeister AR, Cameron AJ, Talley NJ. Relationship between body mass index, diet, exercise and gastro-oesophageal reflux symptoms in a community. Aliment Pharmacol Ther. 2004;20(5):497–505.

46. Jarosz M, Taraszewska A. Risk factors for gastroesophageal reflux disease: the role of diet. Prz Gastroenterol. 2014;9(5):297–301.

47. Fass R, Quan SF, O'Connor GT, Ervin A, Iber C. Predictors of heartburn during sleep in a large prospective cohort study. Chest. 2005;127(5):1658–66.

48. Kaufman SE, Kaye MD. Induction of gastro-oesophageal reflux by alcohol. Gut. 1978;19(4):336–8.

49. Fields JZ, Jacyno M, Wasyliw R, Winship D, Keshavarzian A. Ethanol inhibits contractility of esophageal smooth muscle strips. Alcohol Clin Exp Res. 1995;19(6):1403–13.

50. Keshavarzian A, Zorub O, Sayeed M, Urban G, Sweeney C, Winship D, et al. Acute ethanol inhibits calcium influxes into esophageal smooth but not striated muscle: a possible mechanism for ethanol-induced inhibition of esophageal contractility. J Pharmacol Exp Ther. 1994;270(3):1057–62.

51. Vitale GC, Cheadle WG, Patel B, Sadek SA, Michel ME, Cuschieri A. The effect of alcohol on nocturnal gastroesophageal reflux. JAMA. 1987;258(15): 2077–9.

52. Singer MV, Leffmann C. Alcohol and gastric acid secretion in humans: a short review. Scand J Gastroenterol Suppl. 1988;146:11–21.

53. Grande L, Manterola C, Ros E, Lacima G, Pera C. Effects of red wine on 24-hour esophageal pH and pressures in healthy volunteers. Dig Dis Sci. 1997;42(6):1189–93.

54. Akiyama T, Inamori M, Iida H, Mawatari H, Endo H, Hosono K, et al. Alcohol consumption is associated with an increased risk of erosive esophagitis and Barrett's epithelium in Japanese men. BMC Gastroenterol. 2008;8:58.

55. Nilsson M, Johnsen R, Ye W, Hveem K, Lagergren J. Lifestyle related risk factors in the aetiology of gastro-oesophageal reflux. Gut. 2004;53(12):1730–5.

第 **5** 章

H₂RA 和质子泵抑制剂治疗反流性疾病的作用

John W. Jacobs, Jr., Joel E. Richter

　　胃内容反流进入食管腔内,是一种正常的生理活动。只有当这一过程导致出现症状或并发症时,才会被认为是胃食管反流病(GERD)。胃灼热和反流是 GERD 最典型的症状。对这些症状的发展有影响的因素包括抗反流屏障、酸清除能力、反流物的酸度以及胃排空。因此,最佳的药物治疗能降低食管括约肌的压力,促进食管腔内酸的清除,增加食管黏膜抵抗酸的作用,增加胃排空,限制一过性食管松弛(TLESR)。鉴于这种完美的疗法并不存在,治疗必须针对每个患者,以获得最大的益处。

　　一些 GERD 患者对"必要"的药物治疗有效,但 GERD 的过程是多变的,很多患者需要长期的药物治疗。在 GERD 治疗中,两种主要的药物是 H₂ 受体阻滞剂(H₂RA)和质子泵抑制剂(PPI)。临床医生经常单独地或组合地使用这些药物,以达到缓解症状和治疗食管炎的作用。在本章中,我们回顾了这两类药物,解释了它们的作用机制,讨论了治疗的典型方案,并探讨了它们在独特的临床情况下的用途,特别是孕妇和存在非糜烂性反流疾病(NERD)、Barrett 食管炎、消化道的梗阻、食管外症状的患者。最后,我们讨论这些药物的潜在副作用,以及目前对 PPI 的长期使用越来越多的关注。

酸的产生

　　H₂RA 和 PPI 属于两类酸抑制药物,是今天最常用的治疗 GERD 患者的处方药。要了解这两类药物和它们各自的作用机制,我们首先回顾胃酸产生的机制。

　　胃酸由盐酸(HCl)、氯化钾(KCl)和氯化钠(NaCl)组成。人的胃每天产生大约 2 L 的胃酸。胃酸的形成被划分为三个相互关联的阶段。第一阶段:头期是通过食物的色、香、味以及对食物的幻想、描述来激活的。大脑处理这些信息并主要通过迷走神经刺激胃酸产生。大部分胃酸产生在第二阶段——胃期,当存在于胃中的食物出现在胃壁时,激活机械感受器。反过来,这些感受器触发神经反射分泌胃酸。在此阶段,食物中的氨基酸和肽进一步刺激酸分泌。第三阶段——肠期,当食糜进入小肠时发生,小肠扩张和氨基酸刺激负反馈机制,可减少进一步的酸分泌。

胃酸产生是一个密切调控的过程,涉及四种主要细胞:壁细胞、胃泌素表达细胞(G 细胞)、肠嗜铬样细胞和生长抑素分泌 D 细胞。壁细胞主要位于胃底,负责分泌胃酸。头期,迷走神经释放乙酰胆碱。胃期,摄入一餐后,胃窦中的 G 细胞释放胃泌素进入血液。乙酰胆碱和胃泌素都能激活胃壁细胞分泌胃酸。另外,还能激活位于靠近壁细胞的肠嗜铬样(ECL)细胞。激活后,ECL 细胞脱粒并释放组胺,后者立即与其附近的壁细胞上的受体相结合。组胺是胃酸分泌的主要旁分泌刺激因子。

壁细胞含有分泌小管,通过 H^+/K^+-ATP 酶将 HCl 分泌到胃的顶端腔,也就是我们熟悉的"质子泵"。当壁细胞未被刺激时,H^+/K^+-ATP 酶位于细胞内的囊泡内。一旦壁细胞被激活,细胞内钙和环腺苷 3',5'-单磷酸(cAMP)水平增加,激活质子泵,将其转运到质膜,并将囊泡与顶端表面的分泌小管融合。然后,H^+/K^+-ATP 酶在显著的浓度梯度下交换 H^+,形成 K^+ 离子。这是胃酸分泌的最后一步。图 5.1 为一个壁细胞模型[1]。

抑制乙酰胆碱、组胺或胃泌素受体可一定程度抑制胃酸的分泌。重要的是,抑制

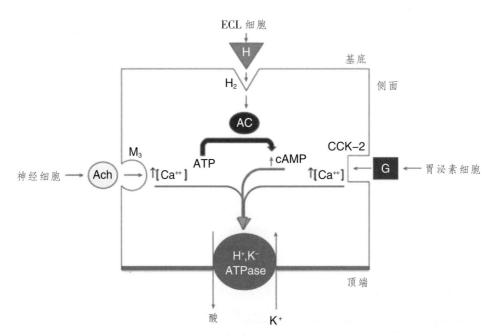

图 5.1　壁细胞模型,在其基底-外侧质膜上显示出刺激受体及其第二信使。AC,腺苷酸环化酶;Ach,乙酰胆碱;Ca^{2+},钙离子;cAMP,环磷酸腺苷;CCK,胆囊收缩素;ECL,肠致血红蛋白样;G,胃泌素;H,组胺;H^+,K^+-ATPase,钾-ATP 酶(质子泵);M,毒蕈碱。(Reprinted by permission from Macmillan Publishers Ltd.: Feldman MJ 2013)

H^+/K^+-ATP 酶作用于最终的共同途径,这也是 PPI 具有选择性优势的原因。但是,通过干扰胃酸分泌途径的不同点,H_2RA 和 PPI 都能抑制胃酸分泌并提高胃内 pH 值。

H₂ 受体阻滞剂

在开发 PPI 之前,H_2RA 是用于治疗 GERD 的主要药物。目前市场上有四种 H_2RA:西咪替丁、法莫替丁、尼扎替丁和雷尼替丁(表 5.1)[2-5]。第一种药物西咪替丁是在 20 世纪 60 年代开发的,1976 年首次销售并成为首批"重磅炸弹药物"之一。1995 年,H_2RA 成为非处方(OTC)药物,并且沿用至今,尤其是对于无法服用 PPI 的患者或者与 PPI 联合应用的患者。作为这一类药物,H_2RA 在壁细胞的 H_2 受体水平上竞争性拮抗组胺,它们的有效性是抑制酸分泌的唯一结果。它们不影响 LES 压力,不会降低 TLESR 并且不会延长食管或胃排空。一般来说,在晚餐前或睡前服用药物时,胃酸抑制的效果最好。

在 H_2RA 治疗的患者中,症状缓解和内镜食管炎改善有显著性差异,分别从 32% 降至 82%,从 0% 降至 82%[6]。一项综述表明,在轻度食管炎患者中,只有 27%~45% 的患者在内镜下观察到完全愈合[7]。增加 H_2RA 剂量或者将使用 H_2RA 的频率从每天 2 次提高至 4 次,可以增加食管黏膜的愈合。对 696 例 GERD 患者进行的一项大型研究显

表 5.1　目前可用的 H₂RA

通用名	品牌	口服剂量强度	半衰期(h)	成本 [a]
西咪替丁 [2]	Tagamet	片剂:200mg 和 400mg	2	剂量:200mg 数量:30 片 售价:US$ 13.99
法莫替丁 [3]	Pepcid	片剂:10mg,20mg 和 40mg 口服溶液:40mg/5mL	2.5~3.5	剂量:20mg 数量:25 片 售价:US$12.99
尼扎替丁 [4]	AXID	胶囊:150mg 和 300mg 口服溶液:15mg/mL	1~2	剂量:150mg 数量:30 片 售价:US$ 69.99
雷尼替丁 [5]	Zantac	片剂:75mg,150mg 和 300mg 口服溶液:15mg/mL	2.5~3	剂量:150mg 数量:30 片 售价:US$ 69.99

OTC,非处方药

[a] 在佛罗里达 Walgreens,Tampa,2015 年 3 月 31 日购药的现今价格

示，每天 4 次雷尼替丁 150mg 在 12 周时，黏膜愈合率显著高于每天 2 次雷尼替丁
150mg 或每天 2 次西咪替丁 800mg（分别为 77%、71% 和 68%）[8]。在另一项 474 例糜烂
性食管炎患者的研究中，每天 2 次法莫替丁 20mg 与 40mg 之间的比较，在 6 周和 12
周所有患者症状的缓解是显著的，但之间没有差异。法莫替丁 40mg²/d 组的内镜食管
炎的愈合明显优于法莫替丁 20mg²/d 组，6 周和 12 周分别为 58% 对 43% 和 76% 对
67%。总的来说，文献中提及的广泛可变性，特别是在症状和内镜改善方面，可能是由
于症状终点的不一致和解释内镜基线的多变性。

副作用

　　作为这一类药物，H_2RA 耐受性好，几乎没有副作用，一般来说使用安全。最常见
的副作用是胃肠道不适，包括恶心、呕吐、腹痛或腹胀、腹泻、便秘等。其他副作用包括
头痛、头晕和皮疹。H_2RA 代谢是通过肝细胞色素 P450 途径。这提高了药物相互作用
的可能性，尤其是与通过相同途径代谢的其他药物相互作用。西咪替丁作为第一代
H_2RA，作用更是如此。使用西咪替丁以后，可以使一些药物的血药浓度发生变化，这些
药物包括华法林、茶碱、苯妥英、利多卡因、普鲁卡因胺、曲马朵和 β–阻滞剂。西咪替丁
也是二氢睾酮（DHT）受体的竞争性拮抗剂，这种副作用被证明可导致女性溢乳和男性
乳房发育。最近开发的 H_2RA 不是细胞色素 P450 途径的强抑制剂，似乎不太可能显著
改变其他药剂的代谢。H_2RA 不影响氯吡格雷的血清浓度。

质子泵抑制剂(PPI)

　　PPI 是用于治疗 GERD 患者的最广泛使用的一类药物，并且是最有效的药物。目
前市场上有 7 种 PPI（表 5.2）[10-16]。5 种是缓释药物：奥美拉唑，艾司美拉唑，泮托拉唑，
兰索拉唑和雷贝拉唑。另一种是奥美拉唑立即释放–碳酸氢钠，它是非肠溶包衣的奥
美拉唑与碳酸氢钠的组合（OME-IR）。最后一种是右旋兰索拉唑，它是兰索拉唑的 R–
对映体，采用双重释放技术，使两种肠溶颗粒在不同 pH 值下溶解。该药物首先溶解在
十二指肠中，并在给药后约 1 小时达血药浓度峰值；第二组分溶解在远端小肠中并在
约 4 小时后产生第二峰[17]。4 种 PPI 可用于 OTC：奥美拉唑，奥美拉唑碳酸氢钠，埃索
美拉唑，兰索拉唑。

　　所有 PPI 都是高度选择性，并在壁细胞的分泌小管的强酸性环境中集中。一旦 PPI
处于酸性环境中，非活性苯并咪唑就会转化为阳离子磺酰胺，然后与 H^+/K^+-ATP 酶结
合，防止胃酸生成[18,19]。然而，重要的是认识到 PPI 给药后胃酸抑制被延迟，因为这些药
物需要时间在分泌小管中积聚并抑制 H^+/K^+-ATP 酶。因此，为了达到最大效果，建议在

表 5.2　目前可用的 PPI

通用名	品牌	口服剂量强度	半衰期(h)	成本 [a]
非处方药(OTC)				
奥美拉唑[10]	Prilosec	缓释胶囊:10mg,20mg 和 40mg; 缓释口服混悬液:2.5mg、10mg	0.5~1	剂量:20mg 数量:28 片 OTC 售价:US$ 21.99
奥美拉唑和碳酸氢钠[11]	Zegerid	胶囊:20mg 奥美拉唑和 1100mg 碳酸氢钠;40mg 奥美拉唑和 1100mg 碳酸氢钠 口服混悬剂:20mg 奥美拉唑和 1680mg 碳酸氢钠;20mg 奥美拉唑和 1680mg 碳酸氢钠	1	剂量:20/1100mg 数量:14 粒胶囊 OTC 售价:US$ 21.99
埃索美拉唑镁[12]	耐信	缓释胶囊:20mg 和 40mg 缓释口服混悬液:2.5mg,5mg,10mg,20mg 和 40mg	1~1.5	剂量:20mg 数量:28 粒胶囊 OTC 售价:US$ 21.99
兰索拉唑[13]	Prevacid	胶囊和片剂:15mg 和 30mg	1.5	剂量:15mg 数量:28 片 OTC 售价:US$ 21.99
处方药				
雷贝拉唑钠[14]	Aciphex	缓释片剂:20mg 缓释胶囊:5mg 和 10mg	1~2	剂量:20mg 数量:30 片 售价:US$ 306.99
泮托拉唑钠[15]	Protonix	缓释片剂:20mg 和 40mg 缓释口服混悬液:40mg	1	剂量:20mg 数量:30 片 售价:US$ 119.99
右兰索拉唑[16]	Dexilant	缓释胶囊:30mg 和 60mg	第一峰在 1~2 第二峰在 4~5 T1/2=1~2	剂量:30mg 数量:30 片 售价:US$ 264.99

[a] 在佛罗里达州坦帕市 Walgreen 购买该药物的当时价格,2015 年 3 月 31 日。

每天的第一餐前 30 分钟服用 PPI,而不是随餐服药。鉴于 PPI 不可逆地结合 H^+/K^+-ATP 酶，必须产生新的质子泵酶以继续胃酸分泌。随着新的 H^+/K^+-ATP 酶不断生产,PPI 阻挡了 70%~80% 的活性泵。所以,一个 PPI 的单剂量不会阻止所有的酸分泌。当 PPI 每天服用两次时,更多的 H^+/K^+-ATP 酶变得不可逆地结合药物,从而对胃酸抑制效果得以加强。鉴于右旋兰索拉唑的双重释放技术,饭前服药就没有像缓释类的 PPI 那么必要。

pH 值控制

PPI 类药物在 24 小时 pH 值控制方面明显优于 H_2RA。而奥美拉唑、奥美拉唑–碳酸氢钠、雷贝拉唑、泮托拉唑和兰索拉唑均提供相似程度 pH 值控制(11~13 小时,pH 值>4),埃索美拉唑每日 40mg 的剂量确实能提供稍长的 pH 值控制持续时间(图 5.2)[20,21]。最新的 PPI,双重释放的右旋兰索拉唑,已被证明可维持 pH 值> 4,持续 17 小时,每日一次给药[16]。

糜烂性食管炎的治愈和症状的控制

尽管 PPI 可能不会使所有患者症状完全缓解,但它们在改善症状方面优于 H_2RA[22]。此外,与 H_2RA 相比,PPI 在糜烂性食管炎患者中表现出更高的治愈率[23]。1997 年对 43 篇文章进行的大型荟萃分析显示,与使用 H_2RA、硫糖铝或安慰剂相比,使用 PPI 时,所有等级的糜烂性食管炎和胃灼热症状缓解都有很好的治愈效果[22]。无论是药物剂量或是治疗持续时间(≤12 周)其平均总治愈率最高,PPI(83.6%±11.4%)与 H_2RA (51.9%±17.1%)、硫糖铝(39.2%±22.4%)或安慰剂(28.2%±15.6%)相比最高。PPI (77.4%±10.4%)与 H_2RA(47.6%±15.5%)相比,患者的平均无胃灼热比例最高。与 H_2RA (5.9%/周)和 安慰剂(2.9%/周)相比,PPI 显示出更高的愈合率(11.7%/周)。

虽然所有 PPI 在治疗 8 周后具有相似的糜烂性食管炎愈合率,但与奥美拉唑 20mg、泮托拉唑 40mg 和兰索拉唑 30mg 相比,埃索美拉唑 40mg 略显优势[24-26]。埃

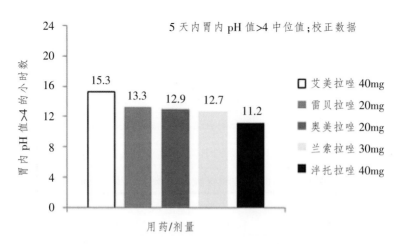

图 5.2　在早餐前每天一次给予 5 种延迟释放 PPI 的胃内 pH 值大于 4 的百分比时间。(Adapted with permission from Richter JE,Castell D 2012)

索美拉唑的优势主要见于 C 级 LA 和 D 级食管炎。2006 年另一项大型荟萃分析比较了埃索美拉唑与替代 PPI(OME-IR 和右旋兰索拉唑除外)的食管炎愈合和症状缓解率[27]。该分析包括 10 项研究和 15 136 名患者。在治疗 8 周时,埃索美拉唑的糜烂性食管炎愈合可能性相对增加 5%[相对风险(RR),1.05;95% CI 1.02~1.08],导致绝对风险降低 4%,需要治疗的人数(NNT)为 25。由 A 级 LA 至 D 级计算的 NNT 分别为 50、33、14 和 8。埃索美拉唑也可使 4 周时 GERD 症状缓解的概率相对增加 8%(RR,1.08;95% CI 1.05~1.11)。

在右旋兰索拉唑 60mg 或 90mg 与兰索拉唑每天 30mg、每日一次、持续 8 周的比较试验中,右旋兰索拉唑的疗效并不优于兰索拉唑[28]。在个体研究中,右旋兰索拉唑的治愈率为 92%~95%,而兰索拉唑的治愈率为 86%~92%,但差异无统计学意义($P > 0.025$)。然而,在对中度至重度糜烂性食管炎(C 级 LA 和 D 级 LA)愈合的综合分析中,右旋兰索拉唑在治愈严重疾病时优于兰索拉唑。图 5.3 总结了各种 PPI 的 8 周愈合率[21,24-26,28,29]。

常规治疗方法

大多数延迟释放的 PPI 需要每天服用一次并在早晨服用。凭借其双释放技术,右旋兰索拉唑被批准可不考虑食物摄入的时间给药。延迟释放的 PPI 早晨给药的理由源

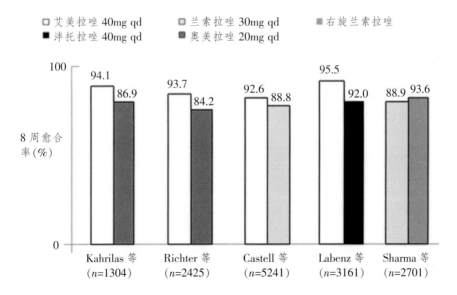

图 5.3　用不同缓释 PPI 治疗糜烂性食管炎的 8 周愈合率。(Adapted with permission from Richter JE, Castell D 2012)(见彩图)

于胃内 pH 值研究,该研究评估了不同给药方案对 pH 值的影响[30]。这项交叉研究对 21 名健康患者进行治疗,每日奥美拉唑 20mg 或兰索拉唑 30mg,连续 7 天,早餐前 15~30 分钟给药,然后保持空腹(不再进食)直至午餐。上午 8 点到下午 4 点之间监测胃内 pH 值,确定胃 pH 值低于 4.0 的时间百分比。早餐前服用 PPI 与几小时不进食空腹服用 PPI 相比,可使白天胃内 pH 值控制显著改善。根据这些数据以及临床经验,我们建议 PPI 应在饭前 30 分钟——最好是早餐——服用,并且这种每日 1 次的给药方案可以改善大多数患者的症状。

虽然每日 1 次 PPI 给药通常非常有效,但一些患者需要增加剂量,通常在晚餐前给药。这可能是由于患者存在持续的 GERD 症状、Barrett 食管炎或食管外症状。在这种情况下,将 PPI 增加到每天 2 次会使 pH 值控制得到加强。对于一旦停用 PPI 后出现 GERD 复发症状的患者,以及患有糜烂性食管炎或 Barrett 食管炎等并发症的患者,应考虑维持 PPI 治疗[31]。当患者需要长期 PPI 治疗时,应以最低有效剂量服用药物。

将患者从一个 PPI 转换到另一个 PPI 在临床实践中非常常见。但是,支持这种方法的数据非常少。一项多中心、随机双盲试验评估了服用兰索拉唑每日 30mg 仍有持续性胃灼热患者[32]。患者被随机分组至 8 周的兰索拉唑 30mg、每日 2 次组或埃索美拉唑每日 40mg 组。主要终点是从第 8 天到治疗结束时无胃灼热天数的百分比。数据显示,两个治疗组对无胃灼热天数(55% 埃索美拉唑对 58% 兰索拉唑),症状评分改善(胃灼热,反酸和上腹痛)以及挽救性使用抗酸剂(埃索美拉唑组 0.4 片/天对兰索拉唑组 0.5 片/天)同样有效。作者得出结论,转换到不同的 PPI 与将患者的 PPI 增加到每日 2 次一样有效。目前,没有任何数据支持多次切换到不同的 PPI。

夜间反流

许多 GERD 患者受夜间症状的困扰,这可能是一个未被充分认识的问题。在睡觉时,身体的抗 GERD 天然防御机制,如唾液分泌和蠕动,都会大大减少。夜间反流可显著影响生活质量并导致睡眠障碍。维持胃内 pH 值 > 4 对症状控制至关重要。然而,胃内 pH 值监测研究表明,尽管每天进行两次 PPI 治疗,过夜 pH 值仍可降至 4 超过 1 小时以上[33]。这被称为夜间酸突破(NAB)。

NAB 患者有几种治疗选择:①单剂量 PPI 可在晚餐前给药;②患者可在早餐前服用 PPI,并在睡前服用 OME-IR 或 H2RA;③患者可以每日服用两次 PPI 和在睡前服用 H2RA。一项针对 49 名患者的研究发现,与兰索拉唑和埃索美拉唑相比,睡前给予 OME-IR 夜间胃内 pH 值控制更优[34]。睡前服用时,H2RA 作为 PPI 疗法的辅助治疗最常用于优化夜间 pH 值控制。一项针对 12 名志愿者的小型研究发现,奥美拉唑 20mg 每日 2 次加上雷尼替丁(150mg 或 300mg),与奥美拉唑 20mg 每日 2 次加上额外的奥美拉唑相比,有更优越的夜间 pH 值控制[35]。105 例 GERD 中,每日 2 次 PPI(60 例患者)或每日 2 次 PPI 加睡前 H_2RA(45 例患者)的研究显示,在每日 2 次 PPI 组中,胃内 pH 值 > 4 的中位百分比时间为 51%,而每日 2 次 PPI 加睡前 H_2RA 组为 96%[36]。这与 22 名患者(13 名 GERD 患者和 9 名对照)的另一项研究形成对比[37],该研究评估了四种治疗方案中的每一种治疗后的 pH 值控制:①奥美拉唑 20mg,每日 2 次,持续 2 周;②奥美拉唑 20mg,每日 2 次,加上雷尼替丁 300mg 睡前服用 4 周;③奥美拉唑 20mg,早餐前和睡前服用 2 周;④奥美拉唑 20mg,每 8 小时一次服用 2 周。结果显示,上述治疗方案可使 9%~41% 的患者消除 NAB。然而,没有一种治疗方案比其他方案有更显著的 NAB 控制,并且对于任何治疗方案,pH 值 <4 的时间百分比没有任何差异。

人们担心 H_2RA 的耐药性,即 H_2RA 在长期使用后可能失去作用的可能性。对 20 名 GERD 患者和 23 名健康志愿者进行的一项研究[38],先获得基线 pH 值测试,然后在饭前每天 2 次给予奥美拉唑 20mg 2 周。然后重复 pH 值测试。受试者接下来接受 4 周 PPI 加睡前雷尼替丁 300mg,并在第 1、第 7 和第 28 天获得 pH 值测试。结果显示,PPI 和 H_2RA 组合治疗仅在治疗起始时减少 NAB。在联合治疗 1 周后,每日 2 次 PPI 组和每日 2 次 PPI 加 H_2RA 组之间没有看到对酸抑制的差异。在 H_2RA 治疗 1 个月后的大多数患者中,胃酸度恢复到 H_2RA 使用前水平。

虽然许多患者可能对 H_2RA 产生耐受性,但临床经验表明,一些患者具有持续的反应。最新的美国胃肠病学会(ACG)指南指出,有夜间反流证据的患者可以添加睡前 H_2RA 到白天 PPI 治疗中[31]。为了减少耐药的机会,如果患者更晚吃晚餐或者晚餐进食量异常大,夜间按需使用 H_2RA 可能更为实用。

特殊临床情况

非糜烂性反流病

大多数 GERD 患者的内镜检查正常,因此称为 NERD。在患有胃灼热症状 NERD 的患者中,PPI 治疗已被证明优于 H_2RA 和促动力药。在一项包含 32 个 Cochrane 试验的大型系统评价中,PPI 和安慰剂对照试验中缓解的 RR 为 0.37(两项试验,95% CI 0.32~0.44),H_2RA 为 0.77(两项试验,95%CI 0.6~0.99),促动力药是 0.86(一项试验,95%CI 0.73~1.01)[39]。在 PPI 和 H_2RA 的直接比较中,PPI 在实现胃灼热症状缓解方面更有效(7 项试验,RR 0.66,95%CI 0.6~0.73)。在内镜检查阴性反流病的治疗中,PPI 与安慰剂相比,胃灼热症状缓解的 RR 为 0.71(10 项试验,95%CI 0.65~0.78),H_2RA 与安慰剂的 RR 为 0.84(两项试验,95%CI 0.74~0.95)。PPI 与 H_2RA 相比的

RR 为 0.78(三次试验,95%CI 0.62~0.97)。作者的结论是,PPI 在缓解胃镜检查阴性反流病患者的胃灼热症状方面比 H_2RA 更有效,尽管那些患者经验治疗的获益程度可能更大[39]。

然而有趣的是,早期研究也表明,NERD 患者对 PPI 的反应可能不如糜烂性疾病患者。一项研究比较了奥美拉唑 10mg 或 20mg,每日 1 次与安慰剂对胃灼热患者的疗效,但患者没有内镜下食管炎的迹象[40]。治疗 4 周后,20mg 和 10mg 组中仅有 46% 和 31% 的患者报告完全没有胃灼热症状,而安慰剂组中有 13% 的患者报告没有胃灼热症状。虽然优于安慰剂,但症状缓解率低于大多数糜烂性食管炎实验所报道的。第二项研究对 209 名患者进行了比较,每日 20mg 奥美拉唑与安慰剂相比,结果相似[41]。治疗 4 周后,只有 43% 的患者胃灼热和反流完全无症状。同样,缓解比例亦低于大多数糜烂性食管炎实验。另一项研究比较了 277 例糜烂性食管炎患者和 261 例无糜烂性食管炎患者奥美拉唑 20mg 和 10mg、每日 1 次、为期 4 周的实验[42]。只有 29% 的非糜烂性疾病患者在 4 周时报告奥美拉唑 20mg 完全症状缓解,而 48% 的糜烂性食管炎患者报告症状缓解。

与早期研究相比,后来用埃索美拉唑和兰索拉唑进行的研究确实显示出更高的症状改善率[43,44]。然而,临床经验表明,NERD 患者总体上难以治疗,通常是因为症状对 PPI 的反应差异大。在对 PPI 治疗反应不足的 NERD 患者,应考虑 pH 值和食管功能检测。

Barrett 食管炎和消化道狭窄

Barrett 食管炎和消化道狭窄是众所周知的 GERD 长期的并发症,持续暴露于酸性反流物导致化生柱状细胞替代了健康的上皮细胞。临床研究显示 PPI 治疗患者发育不良的风险降低。对 236 名退伍军人的一项研究发现,超过 1170 患者年的随访中,与那些要么接受 H_2RA 要么没有治疗的患者相比,诊断 Barrett 食管炎的 PPI 治疗的患者,其异型增生的发生率明显较低[45],PPI 的使用与降低发育不良的风险相关。最近发表的 1830 名 Barrett 食管炎患者的研究发现,PPI 的使用与任何级别的异型增生或食管癌的进展风险较低有关[46],目前 ACG 指南规定,Barrett 食管炎患者应给予维持性 PPI 治疗[31]。

消化道狭窄的形成是由于慢性,反流诱导的炎症导致胶原沉积。它发生在多达 1/4 的未经治疗的严重 GERD 患者中[47]。过去 20 年的临床报告发现,随着 PPI 的普及,反流引起的消化性狭窄的数量正在减少。此外,研究表明,消化道狭窄患者的 PPI 治疗可以减少对食管扩张的需要[48]。尽管 2013 年 ACG 指南未涉及消化道狭窄中使用 PPI,但我们认为所有消化道狭窄患者都需要维持 PPI 治疗。

食管外疾病

虽然胃灼热和反流是 GERD 的主要症状,但是,临床上的症状可能涉及一系列的食管外症状,如肺部或喉部症状。然而,医生必须注意的事实是不能依据偶然性做推断,因为食管外症状的病因往往是多因素的。研究表明,GERD 可能导致超过 20% 的慢性咳嗽病例[49],且一项大型 VA 研究发现在食管炎或食管狭窄患者中比值比(OR)增加:咽炎(OR1.48,95% CI 1.15~1.89),失声(OR1.81,95% CI 1.18~2.80)和慢性喉炎(OR2.01,95% CI 1.53~2.63)[50]。"蒙特利尔共识"也认识到 GERD 与哮喘、慢性咳嗽和喉炎之间可能存在相关性[51]。然而,所有这些症状的患者均需要仔细评估,个别患者可能需要进行 pH 值监测,以客观地识别 GERD 作为积极作用的一个因素。

通常 Bid 剂量的 PPI 已经在具有食管外症状的患者中进行了广泛研究。一项随机、双盲试验将奥美拉唑 40mg 组每日 2 次与安慰剂组比较了 3 个月,显示奥美拉唑组夜间咳嗽减少[52]。然而,一项包括 9 项随机对照试验的大型荟萃分析发现,PPI 与安慰剂相比较,在咳嗽的总治愈率上治疗组和安慰剂组没有显著的差异,虽然对 PPI 治疗的患者的咳嗽评分有改善[53]。另一项大型荟萃分析显示,PPI 与安慰剂治疗疑似 GERD 相关性慢性咽炎的随机对照试验发现,与安慰剂组相比,PPI 治疗可使症状显著减轻(RR 1.28,95% Cl 0.94~1.74)[54]。

一项为期 26 周的随机、双盲的安慰剂对照研究,共纳入 828 例中重度哮喘和症状性 GERD 患者,发现埃索美拉唑每日 40mg 可改善肺功能和哮喘相关的生活质量,但改善程度较小[55]。一项纳入 2524 名患者、11 项试验的大型荟萃分析显示在成人哮喘患者中,PPI 治疗使呼气峰流速有显著改善[56],然而,改善是微小的,且被认为没有临床意义。

许多不明原因的胸痛患者可能存在 GERD,许多研究支持 PPI 在 GERD 相关的非心源性胸痛中的应用。一项包括八个研究的比较 PPI 治疗(奥美拉唑,兰索拉唑,或雷贝拉唑)与安慰剂的大型荟萃分析发现,PPI 可以减轻非心脏胸痛的症状,且可能作为一种诊断性治疗来确定反流[57]。PPI 治疗后持续性疼痛的合并风险比为 0.54(95% CI 0.41~0.71),总 NNT 为 3(95% CI 2~4)。PPI 治疗联合 24 小时 pH 值监测和内镜检查的总体灵敏度,特异性和诊断 OR 值分别为 80%、74% 和 13.83%。经验性 PPI 治疗在胃镜检查和 pH 值监测之前也是一种较便宜的初始方法。

在临床实践中,PPI 能使某些慢性咳嗽、喉炎、哮喘以及非典型胸痛的患者获益,特别是那些有胃灼热、反酸并且内镜显示食管炎。虽然食管外症状通常是多因素的,PPI 可以改善 GERD 对总体主诉起作用的部分,然而,PPI 类是否会导致症状完全缓解是不可预测的。对于 3 个月每日 1 次或 2 次 PPI 治疗无效的患者,或者这些患者没有伴随的典型 GERD 症状,我们建议对其症状的非 GERD 病因进行 pH 值监测和进一步评估。

怀孕

许多孕妇出现 GERD 症状,尤其是在妊娠早期。许多患者和药剂师的关注点是抗反流药物的潜在致畸性。对于症状轻微者,第一步是改变生活方式和饮食习惯,包括少量多餐、不在睡前进餐、避免刺激性食物、戒烟、抬高床头。对于有难治性症状的患者,医生必须与患者讨论抗反流药物的风险和益处,因为并非所有的药物在孕妇中都得到了广泛评估。

H$_2$RA 是孕妇最常用和最安全的药物,所有 4 种 H$_2$RA(即西咪替丁,法莫替丁,尼扎替丁,雷尼替丁)是食品和药物管理局(FDA)批准的 B 类药物(也就是说动物研究没有风险,但人类研究是不够的,或者动物研究显示不支持通过人类研究)。在过去几十年中,西咪替丁和雷尼替丁已广泛应用于孕妇,并具有良好的安全性,法莫替丁在怀孕期间也似乎是安全的,尼扎替丁因为以前动物研究表明自然流产和低胎儿出生率而被归类为 C 类,但最近被重新归类为 B 类。因为这个原因,其他的 H$_2$RA 可能是一个更安全的选择。所有的 H$_2$RA 均被分泌到母乳中。法莫替丁在所有的 H$_2$RA 的乳汁中浓度最低。除了尼扎替丁,H$_2$RA 在哺乳期使用是安全的[58]。

PPI 被归类为 FDA 的 B 类药物,但奥美拉唑除外,它是 C 类药物,因为较早的研究显示胎儿毒性。虽然最近的研究表明奥美拉唑在怀孕期间可能是安全的,但药物仍然是 C 级,因此不是常规推荐的[58,59]。其中一项研究对接触奥美拉唑、兰索拉唑或泮托拉唑的孕妇进行了评估,试验组和对照组之间的先天性畸形率没有差异[59]。最新的 ACG 实践指南指出,PPI 对有临床症状的怀孕患者是安全的(有条件推荐,中等证据水平)[31]。一般而言,妊娠期 GERD 的管理必须个体化,并且对于具有难治性症状和复杂疾病的孕妇患者,可以考虑 PPI。一般而言,哺乳期母亲不建议使用 PPI[58]。

围绕 PPI 使用的长期问题

作为一类药物,PPI 通常耐受性良好且使用安全。与 H$_2$RA 一样,最常见的副作用是胃肠道反应,包括恶心、腹痛和腹泻。其他副作用包括头痛和皮疹。然而,在过去的十年中,对于接受短期或长期的 PPI 治疗的患者可能出现的并发症,已经引起了广泛关注,这些包括维生素 B$_{12}$ 缺乏,低镁血症,骨病风险增加,感染风险增加,特别是艰难梭菌结肠炎和社区获得性肺炎,以及与氯吡格雷的药物相互作用。因此,FDA 已就许多关于长期 PPI 使用的问题发出警告。

维生素 B₁₂ 缺乏症

维生素 B₁₂(钴胺素)吸收发生在胃蛋白酶从膳食蛋白中释放 B₁₂ 后,然而,胃蛋白酶需要酸性环境才能自身激活,因此,人们担心胃酸的抑制会导致 B₁₂ 吸收不良[60]。虽然一些已发表的数据表明风险增加,但大多数研究规模较小,控制不佳,导致研究结果不一致。一项小型研究发现,与 19 名不使用 PPI 的人相比,17 名长期使用 PPI 的老年住院患者,平均血清 B₁₂ 和甲基丙二酸水平存在显著差异[61]。另一项对 125 名长期(超过 3 年)PPI 治疗的患者的研究发现,长期 PPI 使用与维生素 B₁₂ 水平无关[62]。目前,长期 PPI 治疗与维生素 B₁₂ 缺乏之间的关系尚未确定。因此,不建议患者 PPI 治疗时检查维生素 B₁₂ 水平。

低镁血症

低镁血症已经成为长期使用 PPI 公认的但罕见的副作用。2011 年 3 月,FDA 发布了关于长期(通常超过 1 年)服用 PPI 的患者镁含量低的安全公告[63]。低镁血症与所有 PPI 有关,这是一种类型效应。然而,FDA 表示,当 OTC PPI 根据其 OTC 要求使用时风险较低。PPI 诱导的低镁血症背后的机制尚未确定。在最严重的病例中,低镁血症患者可能有共济失调、感觉异常、手足痉挛和心律失常。在许多情况下,单独补充镁不能纠正血清镁水平,患者必须停止 PPI 治疗。在 2013 年 ACG GERD 指南中,FDA 建议医生在开始 PPI 治疗前考虑对抗血清水平,尽管没有发现镁血症问题,并在开始时定期进行治疗,特别是那些服用其他已知降低血清镁水平的药物的患者,如地高辛或利尿剂[63]。

骨病

对于 PPI 在抑制骨吸收方面所起的作用,主要在女性群体中存在重点关注,抑制骨吸收可导致骨质疏松症和骨折的风险增加。虽然破骨细胞在其细胞膜中具有质子泵,但临床试验数据显示混合结果。一项纳入 223 210 例骨折病例、10 个研究的荟萃分析发现,在 PPI 使用者中,髋部骨折的 OR 为 1.25(95%CI 1.14~1.37),椎体骨折为 1.50(95%CI 1.32~1.72),腕/前臂骨折为 1.09(95%CI 0.95~1.24)[64]。然而有趣的是,在亚组分析中,并没有持续时间的影响,因为短期使用 PPI 使用与较高的髋部骨折风险相关,但长期使用 PPI 则没有。其他研究也显示,与使用 PPI 相关的骨折风险增加[65],即使调整了潜在的混杂因素[66]。

但重要的是,其他研究未显示出这种关联。一项大型研究评估了 207 名新 PPI 使用者的骨密度变化,185 名新 H₂RA 使用者和 1676 名未服用上述两种药物的患者的骨密度发生了变化[67]。经过 9.9 年的中位随访期,并根据已知的骨质疏松症危险因素(人口统计学、体重指数、生活方式因素、并发症和绝经过渡期)进行调整,PPI 使用者的髋、股骨颈或者腰椎的骨密度变化与其他两组相比没有差异。另一项使用大型 Manitoba Bone Mineral Density 数据库的研究评估了 PPI 使用与骨质疏松症之间的关系,并将其与 3 名正常骨密度个体对照的髋部或腰椎骨质疏松症对照进行了研究[68]。研究人员发现, 在 5 年内使用 PPI 与髋部 (OR 0.84;95%CI 0.55~1.34) 或腰椎(OR 0.79;95%CI 0.59~1.06)的骨质疏松症无关。此外,使用 PPI 也不能说明这两个部位的骨密度有任何下降的迹象。

目前的 ACG 指南指出,已知骨质疏松症的患者可继续接受 PPI 治疗。此外,除非特定患者具有其他已知的骨质疏松症危险因素,否则对骨折或骨质疏松症的关注不应影响长期使用 PPI 治疗的决定(强烈推荐,中等证据水平)[31]。

艰难梭菌结肠炎

艰难梭菌是住院患者腹泻中最常见和最可怕的原因之一。大量研究表明,PPI 的使用是艰难梭菌发展的危险因素。胃酸的缺乏可能不仅导致无法中和艰难梭菌孢子,而且还影响肠道菌群的平衡,使患者更容易感染。在危重患者中尤其如此,其中 PPI 的使用已被证明是艰难梭菌发展的独立危险因素[69]。此外,PPI 的使用是复发性艰难梭菌感染的独立危险因素[70,71]。ACG 指南指出,对于有艰难梭菌感染风险的患者,应谨慎使用 PPI(强烈推荐,中等证据水平)[31]。在临床实践中,应不断评估住院患者对 PPI 治疗的需求,并在需要时使用最低剂量。

肺炎

长期 PPI 治疗与肺炎风险增加之间的关系尚未得到确立。8 项观察性研究的荟萃分析显示,PPI 和 H_2RA 都增加了肺炎的总体风险[72]。然而,同一篇文章中 23 项随机控制试验的荟萃分析发现,只有 H_2RA 类与医院感染肺炎的风险增加有关。另一项 6 个嵌套病例控制研究的荟萃分析观察到,PPI 治疗的短疗程与肺炎的风险增加有关,而长期使用则不是[73]。另一项研究中也有类似发现,如果在前 2 天、7 天和 14 天内开始 PPI 治疗,社区感染肺炎的风险增加[74]。然而,在肺炎的发展与长期 PPI 的使用之间没有发现显著的关系。最近的 ACG 指南指出,虽然短期 PPI 使用可能增加社区感染肺炎的风险,但长期使用的风险并未增加(有条件推荐,中等水平的证据)[31]。

PPI 类与氯吡格雷伴随使用

自 2009 年 FDA 首次咨询以来,关于氯吡格雷和 PPI 类间潜在的药物–药物相互作用有了许多的宣传和调查。由于这两种药物使用相同的 CYP 2C19 代谢途径,这种担心是相关的，从而引起 PPI 伴随使用可能干扰氯吡格雷抑制血小板聚集能力的忧虑，这种初始忧虑大部分来自体外研究。从那时起，这个问题已被广泛研究，且数据显示伴随药物管理的忧虑被夸大了。2010 年，美国心脏病基金会（ACCF）、ACG 和美国心脏协会（AHA）发表了一份更新的专家共识文章，指出在 PPI 和噻吩并吡啶联合处方中，降低的抗血小板活性证据仍然很弱[75]。此外，最新的 2013 ACG 指南指出，现有的临床数据不支持联合用药期间心血管事件的风险增加[31]。

结论

H₂RA 和 PPI 是 GERD 和并发症患者的主要治疗手段。与 H₂RA 相比，PPI 显示较好的食管炎症状控制和愈合。由于 H₂RA 在控制夜间酸分泌方面更有效，有时一起使用这两种药物来控制 NAB。这两类药物治疗都是安全的、耐受性良好，且不良反应事件风险低。然而，这些药物通常被过度使用，并可能对某些患者产生长期的后果，特别是老年女性和具有艰难梭菌感染史的患者。因此，PPI 需要更加选择性地使用，且在 GERD 严重并发症（严重食管炎、消化性狭窄和 Barrett 食管炎）患者上有最佳适应证，或者难治性症状只对在替代药物上有频繁突破的 PPI 类有反应，否则，轻至中度症状 GERD 或 NERD 患者可以根据需要使用抗酸剂、H₂RA 或 PPI 治疗。

（张玉 译）

参考文献

1. Feldman MJ. Edward berk distinguished [corrected] lecture: gastric acid secretion: still relevant? Am J Gastroenterol. 2013;108:347–52.
2. Cimetidine, package insert, GlaxoSmithKline, 2009.
3. Famotidine, package insert, Merck & Co., Inc, 2011.
4. Nizatidine, package insert, Reliant Pharmaceuticals, 2004.
5. Ranitidine, package insert, GlaxoSmithKline, 2015.
6. DeVault KR, Castell DO. Guidelines for the diagnosis and treatment of gastroesophageal reflux disease. Practice parameters committee of the American college of gastroenterology. Arch Intern Med. 1995;155:2165–73.
7. Bell NJ, Hunt RH. Role of gastric acid suppression in the treatment of gastro-oesophageal reflux disease. Gut. 1992;33:118–24.
8. McCarty-Dawson D, Sue SO, Morrill B, Murdock RH Jr. Ranitidine versus cimetidine in the healing of erosive esophagitis. Clin Ther. 1996;18:1150–60.
9. Wesdorp IC, Dekker W, Festen HP. Efficacy of famotidine 20 mg twice a day versus 40 mg twice a day in the treatment of erosive or ulcerative reflux esophagitis. Dig Dis Sci. 1993;38:2287–93.
10. Omeprazole, package insert, AstraZeneca, 2014.
11. Omeprazole/ sodium bicarbonate, package insert, Salix pharmaceuticals, 2014.
12. Esomeprazole magnesium, package insert, AstraZeneca, 2014.
13. Lansoprazole, package insert, Takeda Pharmaceuticals, 2012.

14. Rebeprazole sodium, package insert, Eisai Inc., 2014.

15. Pantoprazole sodium, package insert, Wyeth Pharmaceuticals, 2014.

16. Dexlansoprazole, package insert, Takeda Pharmaceuticals, 2014.

17. Metz DC, Vakily M, Dixit T, Mulford D. Review article: dual delayed release formulation of dexlansoprazole MR, a novel approach to overcome the limitations of conventional single release proton pump inhibitor therapy. Aliment Pharmacol Ther. 2009;29:928–37.

18. Massoomi F, Savage J, Destache CJ. Omeprazole: a comprehensive review. Pharmacotherapy. 1993;13:46–59.

19. Lew EA. Review article: pharmacokinetic concerns in the selection of anti-ulcer therapy. Aliment Pharmacol Ther. 1999;13 Suppl 5:11–6.

20. Miner P Jr, Katz PO, Chen Y, Sostek M. Gastric acid control with esomeprazole, lansoprazole, omeprazole, pantoprazole, and rabeprazole: a five-way crossover study. Am J Gastroenterol. 2003;98:2616–20.

21. Richter J, Castell D. The esophagus. 5th ed. Hoboken: Wiley-Blackwell; 2012.

22. Chiba N, De Gara CJ, Wilkinson JM, Hunt RH. Speed of healing and symptom relief in grade II to IV gastroesophageal reflux disease: a meta-analysis. Gastroenterology. 1997;112:1798–810.

23. Labenz J, Malfertheiner P. Treatment of uncomplicated reflux disease. World J Gastroenterol. 2005;11:4291–9.

24. Richter JE, Kahrilas PJ, Johanson J, Maton P, Breiter JR, Hwang C, et al. Efficacy and safety of esomeprazole compared with omeprazole in GERD patients with erosive esophagitis: a randomized controlled trial. Am J Gastroenterol. 2001;96:656–65.

25. Labenz J, Armstrong D, Lauritsen K, Katelaris P, Schmidt S, Schütze K, et al. A randomized comparative study of esomeprazole 40 mg versus pantoprazole 40 mg for healing erosive oesophagitis: the EXPO study. Aliment Pharmacol Ther. 2005;21:739–46.

26. Castell DO, Kahrilas PJ, Richter JE, Vakil NB, Johnson DA, Zuckerman S, et al. Esomeprazole (40 mg) compared with lansoprazole (30 mg) in the treatment of erosive esophagitis. Am J Gastroenterol. 2002;97:575–83.

27. Gralnek IM, Dulai GS, Fennerty MB, Spiegel BM. Esomeprazole versus other proton pump inhibitors in erosive esophagitis: a meta-analysis of randomized clinical trials. Clin Gastroenterol Hepatol. 2006;4:1452–8.

28. Sharma P, Shaheen NJ, Perez MC, Pilmer BL, Lee M, Atkinson SN, et al. Clinical trials: healing of erosive oesophagitis with dexlansoprazole MR, a proton pump inhibitor with a novel dual delayed-release formulation–results from two randomized controlled studies. Aliment Pharmacol Ther. 2009;29:731–41.

29. Kahrilas PJ, Falk GW, Johnson DA, Schmitt C, Collins DW, Whipple J, et al. Esomeprazole improves healing and symptom resolution as compared with omeprazole in reflux oesophagitis patients: a randomized controlled trial. The esomeprazole study investigators. Aliment Pharmacol Ther. 2000;14:1249–58.

30. Hatlebakk JG, Katz PO, Camacho-Lobato L, Castell DO. Proton pump inhibitors: better acid suppression when taken before a meal than without a meal. Aliment Pharmacol Ther. 2000;14:1267–72.

31. Katz PO, Gerson LB, Vela MF. Guidelines for the diagnosis and management of gastroesophageal reflux disease. Am J Gastroenterol. 2013;108:308–28, quiz 329.

32. Fass R, Sontag SJ, Traxler B, Sostek M. Treatment of patients with persistent heartburn symptoms: a double-blind, randomized trial. Clin Gastroenterol Hepatol. 2006;4:50–6.

33. Peghini PL, Katz PO, Bracy NA, Castell DO. Nocturnal recovery of gastric acid secretion with twice-daily dosing of proton pump inhibitors. Am J Gastroenterol. 1998;93:763–7.

34. Katz PO, Koch FK, Ballard ED, Bagin RG, Gautille TC, Checani GC, et al. Comparison of the effects of immediate-release omeprazole oral suspension, delayed-release lansoprazole capsules and delayed-release esomeprazole capsules on nocturnal gastric acidity after bedtime dosing in patients with night-time GERD symptoms. Aliment Pharmacol Ther. 2007;25:197–205.

35. Peghini PL, Katz PO, Castell DO. Ranitidine controls nocturnal gastric acid breakthrough on omeprazole: a controlled study in normal subjects. Gastroenterology. 1998;115:1335–9.

36. Xue S, Katz PO, Banerjee P, Tutuian R, Castell DO. Bedtime H2 blockers improve nocturnal

gastric acid control in GERD patients on proton pump inhibitors. Aliment Pharmacol Ther. 2001;15:1351–6.

37. Ours TM, Fackler WK, Richter JE, Vaezi MF. Nocturnal acid breakthrough: clinical significance and correlation with esophageal acid exposure. Am J Gastroenterol. 2003;98:545–50.

38. Fackler WK, Ours TM, Vaezi MF, Richter JE. Long-term effect of H2RA therapy on nocturnal gastric acid breakthrough. Gastroenterology. 2002;122:625–32.

39. van Pinxteren B, Sigterman KE, Bonis P, Lau J, Numans ME. Short-term treatment with proton pump inhibitors, H2-receptor antagonists and prokinetics for gastro-oesophageal reflux disease-like symptoms and endoscopy negative reflux disease. Cochrane Database Syst Rev. 2010 Nov 10;(11):CD002095.

40. Lind T, Havelund T, Carlsson R, Anker-Hansen O, Glise H, Hernqvist H, et al. Heartburn without oesophagitis: efficacy of omeprazole therapy and features determining therapeutic response. Scand J Gastroenterol. 1997;32:974–9.

41. Bate CM, Griffin SM, Keeling PW, Axon AT, Dronfield MW, Chapman RW, et al. Reflux symptom relief with omeprazole in patients without unequivocal oesophagitis. Aliment Pharmacol Ther. 1996;10:547–55.

42. Carlsson R, Dent J, Watts R, Riley S, Sheikh R, Hatlebakk J, et al. Gastro-oesophageal reflux disease in primary care: an international study of different treatment strategies with omeprazole. International GORD Study Group. Eur J Gastroenterol Hepatol. 1998;10:119–24.

43. Tan VP, Wong WM, Cheung TK, Lai KC, Hung IF, Chan P, et al. Treatment of non-erosive reflux disease with a proton pump inhibitor in Chinese patients: a randomized controlled trial. J Gastroenterol. 2011;46:906–12.

44. Castro Fernandez M, Garcia Diaz E, Larraona JL, Rodríguez Hornillo MC, Lamas Rojas E, Núñez Hospital D, et al. Efficacy of low-dose lansoprazole in the treatment of non-erosive gastrooesophageal reflux disease. Influence of infection by Helicobacter pylori. Rev Esp Enferm Dig. 2006;98:170–9.

45. El-Serag HB, Aguirre TV, Davis S, Kuebeler M, Bhattacharyya A, Sampliner RE. Proton pump inhibitors are associated with reduced incidence of dysplasia in Barrett's esophagus. Am J Gastroenterol. 2004;99:1877–83.

46. Brown CS, Lapin B, Wang C, Goldstein JL, Linn JG, Denham W, et al. Reflux control is important in the management of Barrett's Esophagus: results from a retrospective 1,830 patient cohort. Surg Endosc. 2015. [Epub ahead of print].

47. Richter JE. Gastroesophageal reflux disease in the older patient: presentation, treatment, and complications. Am J Gastroenterol. 2000;95:368–73.

48. Marks RD, Richter JE, Rizzo J, Koehler RE, Spenney JG, Mills TP, et al. Omeprazole versus H2-receptor antagonists in treating patients with peptic stricture and esophagitis. Gastroenterology. 1994;106:907–15.

49. Irwin RS, Curley FJ, French CL. Chronic cough. The spectrum and frequency of causes, key components of the diagnostic evaluation, and outcome of specific therapy. Am Rev Respir Dis. 1990;141:640–7.

50. el-Serag HB, Sonnenberg A. Comorbid occurrence of laryngeal or pulmonary disease with esophagitis in United States military veterans. Gastroenterology. 1997;113:755–60.

51. Vakil N, van Zanten SV, Kahrilas P, Dent J, Jones R, Global Consensus Group. The montreal definition and classification of gastroesophageal reflux disease: a global evidence-based consensus. Am J Gastroenterol. 2006;101:1900–20, quiz 1943.

52. Boeree MJ, Peters FT, Postma DS, Kleibeuker JH. No effects of high-dose omeprazole in patients with severe airway hyperresponsiveness and (a)symptomatic gastro-oesophageal reflux. Eur Respir J. 1998;11:1070–4.

53. Chang AB, Lasserson TJ, Gaffney J, Connor FL, Garske LA. Gastro-oesophageal reflux treatment for prolonged non-specific cough in children and adults. Cochrane Database Syst Rev. 2011 Jan 19;(1):CD004823.

54. Qadeer MA, Phillips CO, Lopez AR, Steward DL, Noordzij JP, Wo JM, et al. Proton pump inhibitor therapy for suspected GERD-related chronic laryngitis: a meta-analysis of randomized controlled trials. Am J Gastroenterol. 2006;101:2646–54.

55. Kiljander TO, Junghard O, Beckman O, Lind T. Effect of esomeprazole 40 mg once or twice daily on asthma: a randomized, placebo-controlled study. Am J Respir Crit Care Med.

2010;181:1042–8.

56. Chan WW, Chiou E, Obstein KL, Tignor AS, Whitlock TL. The efficacy of proton pump inhibitors for the treatment of asthma in adults: a meta-analysis. Arch Intern Med. 2011;171:620–9.

57. Cremonini F, Wise J, Moayyedi P, Talley NJ. Diagnostic and therapeutic use of proton pump inhibitors in non-cardiac chest pain: a metaanalysis. Am J Gastroenterol. 2005;100:1226–32.

58. Richter JE. Review article: the management of heartburn in pregnancy. Aliment Pharmacol Ther. 2005;22:749–57.

59. Diav-Citrin O, Arnon J, Shechtman S, Schaefer C, van Tonningen MR, Clementi M, et al. The safety of proton pump inhibitors in pregnancy: a multicentre prospective controlled study. Aliment Pharmacol Ther. 2005;21:269–75.

60. Heidelbaugh JJ. Proton pump inhibitors and risk of vitamin and mineral deficiency: evidence and clinical implications. Ther Adv Drug Saf. 2013;4:125–33.

61. Rozgony NR, Fang C, Kuczmarski MF, Bob H. Vitamin B(12) deficiency is linked with long-term use of proton pump inhibitors in institutionalized older adults: could a cyanocobalamin nasal spray be beneficial? J Nutr Elder. 2010;29:87–99.

62. den Elzen WP, Groeneveld Y, de Ruijter W, Souverijn JH, le Cessie S, Assendelft WJ, et al. Long-term use of proton pump inhibitors and vitamin B12 status in elderly individuals. Aliment Pharmacol Ther. 2008;27:491–7.

63. FDA Drug Safety Communication: low magnesium levels can be associated with long-term use of Proton Pump Inhibitor drugs (PPIs). www.fda.gov/Drugs/DrugSafety/ucm245011.htm. Accessed 3 Feb 2015.

64. Ngamruengphong S, Leontiadis GI, Radhi S, Dentino A, Nugent K. Proton pump inhibitors and risk of fracture: a systematic review and meta-analysis of observational studies. Am J Gastroenterol. 2011;106:1209–18, quiz 1219.

65. Lewis JR, Barre D, Zhu K, Ivey KL, Lim EM, Hughes J, et al. Long-term proton pump inhibitor therapy and falls and fractures in elderly women: a prospective cohort study. J Bone Miner Res. 2014;29:2489–97.

66. Cea Soriano L, Ruigomez A, Johansson S, García Rodríguez LA. Study of the association between hip fracture and acid-suppressive drug use in a UK primary care setting. Pharmacotherapy. 2014;34:570–81.

67. Solomon DH, Diem SJ, Ruppert K, Lian YJ, Liu CC, Wohlfart A, et al. Bone mineral density changes among women initiating proton pump inhibitors or H2 receptor antagonists: a SWAN cohort study. J Bone Miner Res. 2015;30:232–9.

68. Targownik LE, Lix LM, Leung S, Leslie WD. Proton-pump inhibitor use is not associated with osteoporosis or accelerated bone mineral density loss. Gastroenterology. 2010;138:896–904.

69. Barletta JF, Sclar DA. Proton pump inhibitors increase the risk for hospital-acquired *Clostridium difficile* infection in critically ill patients. Crit Care. 2014;18:714.

70. Deshpande A, Pasupuleti V, Thota P, Pant C, Rolston DD, Hernandez AV, et al. Risk factors for recurrent *Clostridium difficile* infection: a systematic review and meta-analysis. Infect Control Hosp Epidemiol. 2015;36:452–60.

71. McDonald EG, Milligan J, Frenette C, Lee TC. Continuous proton pump inhibitor therapy and the associated risk of recurrent *Clostridium difficile* infection. JAMA Intern Med. 2015;175(5):784–91.

72. Eom CS, Jeon CY, Lim JW, Cho EG, Park SM, Lee KS. Use of acid-suppressive drugs and risk of pneumonia: a systematic review and meta-analysis. CMAJ. 2011;183:310–9.

73. Johnstone J, Nerenberg K, Loeb M. Meta-analysis: proton pump inhibitor use and the risk of community-acquired pneumonia. Aliment Pharmacol Ther. 2010;31:1165–77.

74. Sarkar M, Hennessy S, Yang YX. Proton-pump inhibitor use and the risk for community-acquired pneumonia. Ann Intern Med. 2008;149:391–8.

75. Abraham NS, Hlatky MA, Antman EM, Bhatt DL, Bjorkman DJ, Clark CB, et al. ACCF/ACG/AHA 2010 expert consensus document on the concomitant use of proton pump inhibitors and thienopyridines: a focused update of the ACCF/ACG/AHA 2008 expert consensus document on reducing the gastrointestinal risks of antiplatelet therapy and NSAID use. Am J Gastroenterol. 2010;105:2533–49.

第**6**章
即将到来的新疗法

Carla Maradey-Romero, Ronnie Fass

简介

目前,胃食管反流病(GERD)的主要药物治疗模式是质子泵抑制剂(PPI)和组胺 2 型受体阻滞剂(H_2RA)。尽管效力不同,两种药物的作用都是通过抑制胃酸起作用的。GERD 治疗的其他潜在作用机制包括中和胃酸(抗酸剂),在胃中形成泡沫阀,以防止或替代胃酸反流(藻酸盐为基础的制剂),并改善食管清除和胃排空(促动力)。

GERD 治疗的主要目标是缓解症状、治愈和缓解糜烂性食管炎(EE)、预防并发症,并改善与健康相关的生活质量(HRQL)[1]。目前,PPI 为 GERD 患者提供了不可超越的临床疗效,主要是由于其对酸分泌的显著抑制作用。然而,即使在接受 PPI 治疗的患者中,食管黏膜炎症的消退比症状的缓解更容易预测[2]。

不同的 GERD 亚型对抗反流治疗的反应程度不同。例如,非糜烂性胃食管反流病(NERD)患者与其他 GERD 亚组相比,对 PPI 治疗的反应率明显较低,因此形成了大多数顽固性胃灼热患者。PPI 治疗失败是胃肠病学实践中最常见的 GERD 临床表现之一[3,4]。

目前,GERD 治疗存在几个未被满足的需求。10%~15%的 EE 患者治疗 8 周后未能达到完全愈合[5]。此外,即使继续使用 PPI 的初始治疗剂量,15%~23%的洛杉矶 A 级和 B 级患者和 24%~41%的 C 级和 D 级患者在开始维持治疗后的 6 个月内复发。另外,多达 40%的 NERD 患者在 PPI 治疗的标准剂量(每日 1 次)时仍有症状[6]。GERD 食管外表现的治疗在临床上仍令人失望[7]。大多数被怀疑与 GERD 相关的咽、喉或肺部症状患者的随机对照试验表明,与安慰剂相比,PPI 治疗缺乏缓解作用或足够获益。GERD 的其他未满足的需求还包括快速和更有效地控制餐后胃灼热,改善大体积反流和酸反流的控制,缓解夜间胃灼热症状,Barrett 食管炎(BE)患者的酸控制以及更灵活的 PPI 使用时间表[1]。

本次回顾的目的是提供 GERD 治疗的新药和未来药物开发的概况(表 6.1)。

组胺 2 型受体阻滞剂(H_2RA)

H_2RA 通过竞争性抑制位于壁细胞上的组胺和 H_2 受体来减少胃酸分泌。另外,H_2RA 可以降低胃蛋白酶和胃酸的量。目前,美国有四种美国食品和药物管理局(FDA)批准的 H_2RA:西咪替丁、法莫替丁、尼扎替丁和雷尼替丁。

不同 H_2RA 在等效剂量给药时被认为是抑制胃酸分泌的等效物。H_2RA 的药代学和药动学差异似乎在临床上并不显著[9]。尽管 H_2RA 在控制基础酸分泌方面是有效的,但它们在抑制餐后酸分泌方面的效力有限。目前,H_2RA 用于控制症状并治疗轻度至中度 EE(洛杉矶 A 级和 B 级)[10]。此外,一些研究表明,约 30%的 NERD 患者在接受 H_2RA 治疗 4 周后报告症状缓解[11,12]。H_2RA 对缓解餐后胃灼热特别有帮助,可长达 12

表 6.1　GERD 的新型治疗方式

药物	内镜	手术
H_2RA	EsophyX	食管下括约肌电刺激
拉夫替丁	经口无切口胃底折叠术(TIF)	系统(EndoStim)
PPI	Medigus 超声手术腔内吻合器	
替那拉唑	(MUSE)	
PPI 复方制剂		
Vecam		
Secretol(奥美拉唑 + 兰索拉唑)		
PPI+海藻酸钠		
NMI 826(一氧化氮增强 PPI)		
P-CAB		
TAK-438		
促动力药		
5-HT4 激动剂(Reveprexide)		
疼痛调节剂		
TRVP1(AZD1386)		
胆汁酸螯合剂		
IW-3718		

小时[13]。如果在餐前 30 分钟给药,它们在预防餐后胃灼热方面也是有效的[14]。此外,睡前 H_2RA 可显著降低夜间酸突破(NAB)的时间[15]。

尼扎替丁

尼扎替丁是目前可用的 H_2RA 之一。最近的一项研究评估了尼扎替丁对一过性食管下括约肌松弛(TLESR)和食管酸暴露水平的影响。10 名健康受试者随机接受尼扎替丁(150mg)和安慰剂治疗,一天 2 次,餐前 60 分钟服用连续 7 天。随后,患者进行食管测压和 pH 值监测。与安慰剂相比,尼扎替丁显著增加食管下括约肌(LES)基础压力。此外,与安慰剂相比,尼扎替丁通过降低 TLESR 的发生率并因此显著减少食管酸暴露[16]。除了加速胃排空之外,上述作用可能是由于尼扎替丁对乙酰胆碱酯酶的直接或间接抑制引起的。

拉呋替丁

这是一款新型的第二代 H_2RA。该药是一种主要在日本使用的抗分泌剂。在一项随机、双盲的安慰剂对照研究中,纳入 584 名内镜诊断为洛杉矶 A 级和 B 级 EE 的受试者,患者接受拉呋替丁(20mg,每日 1 次),法莫替丁(40mg,每日 1 次)或安慰剂治疗 8 周。研究显示,拉呋替丁的内镜下治愈率为 71%,与之相比的法莫替丁组和安慰剂组分别为 61.4% 和 9.7%[17]。在另一项研究中,23 名确诊为 NERD 的患者(每周 2 次或 2 次以上的胃灼热发作,反流性食管炎问卷评分为 6 分或以上,以及阴性的上消化道镜检)在基线和 4 周后使用拉呋替丁(10mg,每日两次)进行 24 小时 pH 值检查。研究者表明食管内 pH 值<4 的时间百分比显著降低(3.07% 降至 1.17%)。另外,胃内 pH 值>3 的时间百分比也显著增加(26.6% 升至 56.5%)[18]。

另一项多中心研究比较了拉呋替丁与雷贝拉唑治疗未调查的消化不良的效果。受试者被随机分配到拉呋替丁(10mg)组或雷贝拉唑(20mg)组,每天一次,持续 4 周 拉呋替丁和雷贝拉唑在胃灼热为主的未调查的消化不良患者中均有类似的症状缓解率。该研究支持了拉呋替丁可作为该亚组患者的有效经验治疗药物的价值[19]。

Lavoltidine(*AH234844*)

Lavoltidine,也称为洛克替丁(loxtidine),是一种有效的非竞争性 H_2RA。由于洛克替丁治疗后在大鼠和小鼠中观察到的类癌肿瘤发病率增加,该药物于 1988 年暂停使用。这种致癌作用可能与洛克替丁引起的持续性胃酸缺乏有关。然而,这种药物对人类胃黏膜具有同样的致癌作用不太可能[20]。由于 Lavoltidine 在单次给药后显示起效迅速,效力高,效果持续时间长,因此葛兰素史克公司在不到 10 年前曾对该药进行了两项临床试验。一项研究是 2006 年开始的 2 期药代动力学/药效学研究。该研究比较了 4 种不同的 AH234844(avoltidine)剂量(剂量范围不详)与埃索美拉唑(40mg/d)和雷尼替丁(300mg/d)在健康男性受试中的的作用[21]。2007 年开始的另一项 1 期药效学研究比较了受试者每天一次使用 avoltidine(40mg)的第 1 天、第 2 天和第 7 天的 24 小时胃内 pH 值[22]。目前还没有关于这些研究现状的信息(http://www.gsk-clinicalstudyregister.com/compounds/lavoltidine#ps)。

H$_2$RA 的主要局限性之一是快速抗药反应,通常在重复给药的两周内发生。这种药理现象导致酸抑制效果的下降,限制了 H$_2$RA 在临床实践中的正常使用[23,24]。因此,新的 H$_2$RA 是否有类似的局限性尚不清楚。此外,重要的是要了解新的 H$_2$RA 是否能比第一代 H$_2$RA 更有效地治疗 GRED 患者。

质子泵抑制剂(PPI)

20 世纪 90 年代早期 PPI 引入美国市场,彻底改变了酸相关消化性疾病的治疗。这类药物目前被认为是 GERD 治疗的最佳选择[25]。PPI(奥美拉唑、兰索拉唑、泮托拉唑、雷贝拉唑、埃索美拉唑、右旋兰索拉唑)具有高效的抑制质子泵(H$^+$,K$^+$–ATP 酶)的能力,这是胃酸分泌的最终共同途径。它们可抑制夜间、白天和食物刺激的酸分泌[26]。目前,由于其强大和持续的酸抑制作用,PPI 成为最有效的抗食管黏膜炎症和缓解 GERD 相关症状的抗分泌剂[5,8]。PPI 对晚期 EE、GERD 的并发症和 GERD 的非典型表现具有重要的治疗作用。即使在 BE 中,PPI 对症状控制、黏膜愈合和食管酸暴露也有显著影响。

最近 Cochrane 的一项评估回顾了包括 36 978 名 EE 患者在内的 134 项治疗试验,并得出结论认为 PPI 比 H$_2$RA 具有更好的治愈效果和更快的症状缓解作用[27]。该研究在目前可用的 PPI 中未发现功效上的主要差异。然而,PPI 对症状的影响在 NERD 患者和 EE 患者之间不同。PPI 与安慰剂相比 NERD 患者的症状性治疗获益远低于 EE 患者[28]。在一项系统评价中,标准剂量 PPI 在缓解胃灼热症状方面与安慰剂相比治疗的获益范围为 30%~35%,对于完全控制胃灼热而言为 25%~35%。与 NERD 患者相比,EE 患者治疗 4 周后,每日 1 次的 PPI 治疗应答率明显高于对照组(56% 对 37%)。

自 PPI 引入市场以来,难治性 GERD 已成为临床实践中 GERD 的主要表现。具体而言,10%~15% 的 EE 患者在治疗 8 周后未能达到完全愈合。这部分患者通常表现为中度至重度食管炎(洛杉矶 C 级和 D 级),占所有 EE 患者的 25%~30%[5]。此外,即使继续使用最初的愈合剂量作为维持治疗 6 个月,洛杉矶 A 级或 B 级患者中的 15%~23% 和洛杉矶 C 级或 D 级患者中的 24%~41% 在治疗期间复发。此外,高达 40% 的 NERD 患者在标准剂量(每日 1 次)PPI 治疗时仍有症状[6]。用 PPI 治疗 GERD 的食管外表现一直相对地令人失望,许多试验表明该药在改善或缓解症状方面并不比安慰剂更好[7]。PPI 的重要不足包括缺乏餐后和夜间胃灼热的有效控制,以及对 BE 患者的食管酸暴露的影响有限。此外,PPI 显示出最大药效对食物摄入的依赖性。

目前,转换为另一种 PPI 或将 PPI 剂量加倍,已成为那些症状无法通过每日 1 次的给药方式达到有效控制症状的 GERD 患者最常见的治疗策略[3,8]。根据最近的 Cochrane 评价,PPI 剂量加倍与更高的 EE 愈合率有关,需要治疗的人数为 25。然而,EE 或 NERD 中对胃灼热改善没有明确的剂量–反应关系[33]。尽管 PPI 剂量加倍已成为治疗标准,但没有证据支持每日 2 次 PPI 剂量的基础上进一步增加 PPI 剂量可进一步控制症状或治愈 EE。当加倍 PPI 剂量时,应在早餐前 30~60 分钟给予一剂,晚餐前 30~60 分钟给予一剂。支持分开剂量主要源于生理学研究,研究证明当早上服用一次剂量和晚上服用一次与早餐前服用两倍剂量相比,胃内 pH 值的控制更佳[29]。

已有几种方法被用于改善 PPI 的抑酸效果。它们包括对肝脏代谢较慢的对应体的开发,掺入延长药物吸收的技术,并将 PPI 与促使最大 PPI 吸收和生物利用度的化合物相结合。

缓释 PPI

泰妥拉唑 (Tenatoprazole)

泰妥拉唑是一种新的化合物,不像其他 PPI,它不是苯并咪唑分子。其特征在于咪唑并吡啶骨架,实质上延长了血浆半衰期。在健康受试者中泰妥拉唑(40mg,每日 1 次)比埃索美拉唑(40mg,每日 1 次)表现出更好的夜间酸控制效果[30]。另一项研究发现,这种药物可显著抑制胃内酸度,并且与给药时间或食物摄入量无关[31]。S–泰妥拉唑–Na 为一种泰妥拉唑对映体,与埃索美拉唑(40mg,每日 1 次)相比,能更好地抑制胃酸的产生。此外,还表明高剂量的药物以剂量–反应的方式产生更大的酸抑制[32]。

AGN 201904-Z (Alevium)

AGN 201904-Z(Alevium)是奥美拉唑的前体药物。它有酸稳定性,因此不需要肠溶包衣。由于在整个小肠中吸收缓慢,这种药物具有较长的血浆半衰期。吸收后,药物在体循环中迅速水解成奥美拉唑[33]。在 24 名健康受试者中比较 Alevium(600mg,每日 1 次)和埃索美拉唑(40mg,每日 1 次),Alevium 有明显的更大和更持久的白天和夜间酸抑制作用。与埃索美拉唑相比，Alevium 每日 1 次的血清半衰期增加 1.9 倍。治疗 5 天后，Alevium 的平均 24 小时胃内 pH 值，夜间中位 pH 值和胃内 pH 值>4 的时间百分比均显著高于埃索美拉唑[34]（$P=0.0001$）（表 6.2）。

PPI 复方制剂

PPI-VB101(Vecam)

PPI-VB101(Vecam)是 PPI 与琥珀酸(一种激活壁细胞质子泵的食品添加剂)共同给药。琥珀酸具有五肽胃泌素样活性，可加强质子泵的活化[35]。这种联合治疗的基本原理是通过最大限度地激活质子泵来提高 PPI 的疗效。另外，它可以允许 PPI 给药不考虑食物的影响。在一项开放标签研究中，36 名健康受试者被随机分组，每天 1 次在睡前服用 Vecam(20mg 或 40mg)或在早餐前服用奥美拉唑(20mg)。比较 24 小时期间不同治疗组对胃内酸度的影响。与 Vecam(20mg)和奥美拉唑($P<0.0001$)相比，Vecam(40mg)在保持夜间胃内 pH 值>4 明显更好。同样，与奥美拉唑(20mg;$P=0.0069$)相比，

表 6.2　已停止开发的化合物

种类	药物	停止开发的原因
H₂RA	Loxtidine	大鼠神经内分泌肿瘤
PPI	AGN201904-Z(Alevium®)	疗效差
PPI 复方制剂	OX17	疗效差?
钾竞争性酸阻滞剂	Linaprazan(AZD 8065)	与 PPI 相比，适度或没有临床效益
	Soraprazan	
	Revaprazan	
TLESR 抑制剂	GABA_B:	疗效差
	Arbaclofen placarbil,	副作用:腹泻、恶心和转氨酶升高
	Lesogaberan(AZD3335)	
	mGluR5(ADX10059,AZD2066)	副作用:转氨酶升高和肝衰竭
	CB agonist(rimonabant)	副作用:抑郁症和自杀倾向
	CCK/gastrin receptors antagonist (spiroglumide,itriglumide and loxiglumide)	疗效差
促动力药	5-HT4 agonist(Tegaserod)	疗效差

TLESR，一过性食管下括约肌松弛;CCK，缩胆囊肽;GABA_B，γ-氨基丁酸 B;CB，大麻素

Vecam(20mg)对胃内 pH 值的控制显著更好[36]。

OX17

OX17 是口服奥美拉唑和法莫替丁的联合口服片剂(剂量不详)[37]。与单纯奥美拉唑相比,这一组合的总胃内 pH 值增加了 60%。这种药物的进一步开发已经停止[38]。泰妥拉唑和 H₂RA 的组合最近获得专利(美国 20060241136 A1)。然而,我们仍在等待这一新化合物与 PPI 单独应用的临床价值的研究。

NMI-826

NMI-826 是一种一氧化氮(NO)增强的 PPI。该药物已被证明比单纯的 PPI 治疗胃溃疡更有效[40]。

Secretol

Secretol 是一种将奥美拉唑与兰索拉唑结合的新型药物化合物。目前,Secretol 正在进行Ⅱ期临床试验,与埃索美拉唑比较其在严重 EE 患者中的食管炎愈合和症状控制效果。合并后的化合物很可能会在 GERD 的某些未满足需求的领域处于优势地位,而不是与目前可用的 PPI 竞争。

PPI–促动力药

雷贝拉唑联合伊托必利

该化合物含有雷贝拉唑 20mg 和伊托必利 150mg 固定剂量组合[41,42]。这种药物的功效和安全性已经在功能性消化不良和 NERD 患者中进行了评估[43]。研究者证实,93%的患者在治疗 4 周后报告症状缓解。目前,美国尚无该药。

泮托拉唑联合多潘立酮

该药由泮托拉唑 40mg 和多潘立酮 20mg(10mg 立即释放形式和 10mg 延迟释放剂型)组成,其安全性和有效性已在 GERD 患者中得到了评价[44]。与基线相比,第 4 周 GERD 相关症状显著改善($P<0.001$)。目前,美国尚无这种复方制剂。

钾竞争性酸阻滞剂(P-CAB)

P-CAB 代表具有相同最终作用机制的不同类型的药物。这类药物以 K⁺竞争性但可逆的机制抑制胃 H⁺/K⁺–ATP 酶。因此,P-CAB 不需要事先质子泵激活来达到其抗分泌作用。由于峰值血浆浓度的快速升高,P-CAB 表现出对酸分泌的早期抑制[45]。鉴于 P-CAB 的药代动力学和药效学特征,它们可能对症状性 GERD 的按需治疗有益处。

在过去 20 年尝试开发 P-CAB 的过程中,甚至未能生产出一种能够投放市场的化合物。对比试验无法证明 P-CAB 具有优于目前可用的 PPI 的临床优势。这主要是由于通常使用的传统研究设计,而不是专门关注 P-CAB 独特性的试验。另外,几种 P-CAB 与肝毒性等严重不良反应有关。因此,尽管它们的药代动力学和药效学特征有前景,但它们的 GERD 市场未来仍有待阐明。

Linaprazan(AZD 8065)

Linaprazan(AZD 8065)在治疗和控制 EE 患者的 GERD 患者症状方面表现出与埃索美拉唑相似的疗效[46]。然而,在 NERD 患者的症状控制中,该药并没有比埃索美拉唑显示出任何临床益处[47]。

Soraprazan

在体外模型中,Soraprazan 显示了酸分泌的立即抑制。在动物模型中,该药的起效时间和胃内 pH 值>4 的持续时间均优于埃索美拉唑[48]。目前尚无 Soraprazan 的临床数据。

Revaprazan

Revaprazan 被证明酸抑制效果与 PPI 相当。在最近的研究中,作者比较了仅用 Revaprezan 与 Revaprezan 加 Iotopride 的生物利用度和耐受性。Revaprezan 被证明与 Iotopride 组合的生物等效性没有任何临床上显著的药物-药物相互作用。最近,一项旨在研究 Revaprezan 用于治疗 NERD 患者(YH1885L)的安全性、耐受性和疗效的 II 期临床试验已经完成。但是, 尚无临床数据可供使用(www.clinicaltrials.gov NCT01750437)。

TAK 438

TAK 438(Vonoprazan)与兰索拉唑相比,在动物模型中表现出更强的效力和更持久的胃酸分泌抑制作用[50,51]。最近,在日本(n=60)和英国(n=48)的健康男性志愿者中进行了两项随机、双盲的安慰剂对照的 I 期试验[52]。给予 TAK 438 增加口服剂量(10~40mg,每日 1 次)7 天,评估其安全性、耐受性、药代动力学和药效学。作者证实,在 TAK 438 每日 40mg 治疗的第 7 天, 来自日本的平均 24 小时胃内 pH 值>4 为 100%,英国队列为 93.2%(P 值不详)。此外,这两项研究的 TAK 438(所有剂量)都导致了胃泌素、胃蛋白酶原 Ⅰ 和 Ⅱ 的血清浓度升高(P 值不详)。该药物引起一些剂量依赖性轻微不良事件,包括血清甘油三酯和嗜酸性粒细胞计数增加、白细胞计数减少、鼻咽炎、头痛、腹痛、口腔疱疹和颈部疼痛等[52]。

一过性食管下括约肌松弛(TLESR)抑制剂

TLESR 是胃食管反流的主要机制,无论酸性还是非酸性,均可解释健康受试者的所有反流事件,以及 GERD 患者的大部分(55%~80%)反流事件[53]。参与触发 TLESR 的受体比较广泛,包括 γ-氨基丁酸 B(GABA$_B$)、代谢型谷氨酸受体 5(mGlucR5)、大麻素(CB)、胆囊收缩素(CCK)、5-羟色胺-4、毒蕈碱和阿片样受体在内的多种受体[54]。

CB 受体激动剂

δ-9-四氢大麻酚是一种 CB1/CB2 受体激动剂,可抑制 TLESR 的频率[55]。对比狗和健康受试者中评估 δ-9-四氢大麻酚对于 TLESR 效果的研究表明,该化合物显著减少了膳食诱导的 TLESR 数量。然而,该药物也显著降低了 LES 基础压力。此外,由于恶心、呕吐、低血压和心动过速等不良影响而导致该研究提前终止[56]。

Rimonabant 是 CB1 受体阻滞剂。与安慰剂对照试验中,该药物使健康受试者的 LES 基础压力增加,TLESR 和餐后反流率降低。然而由于抑郁和自杀倾向等心理副作用,该药物的进一步研究被取消[57]。

CCK/胃泌素受体拮抗剂

胃泌素和 CCK$_2$ 受体是相同的。考虑到胃泌素在刺激胃酸分泌中的重要性,选择性 CCK$_2$ 受体阻滞剂的开发为酸相关疾病提供了潜在的治疗选择[48,58]。已在人体中进行过测试 CCK 受体阻滞剂只有少数, 其中包括 spiroglumide、itriglumide 和 loxiglumide。研究显示 loxiglumide 可抑制餐后诱导的 TLESR[58-60]。然而,目前尚不清楚 loxiglumide 的作用是否限于餐后增加的生理性 TLESR 和反流事件, 而对病理性反流没有作用。Itriglumide 抑制胃泌素刺激的酸分泌,但可能延迟黏膜愈合;而对药物的耐受也可能产生[61]。

其他 TLESR 抑制剂主要作为每日 1 次 PPI 失败的患者的附加治疗进行研究。然而,几种新型代理商开发这种机制时遇到了很多障碍,到目前为止,还没有一家能够将其推向市场[62]。这些化合物包括 GABA$_B$ 激动剂 arbaclofen placarbil[63,64]、lesogaberan(AZD 3355)[65,66],mGlucR5 拮抗剂 ADX 10059[26,67]和 AZD2066[68]。

促动力药

促动力药一般认为可通过改善食管蠕动、加速食管酸清除率、增加 LES 基础压力、改善胃排空等多种潜在机制来改善 GERD 相关症状。促动力药作为唯一治疗 GERD 的临床获益最多是适度的。此外，它们的使用受到许多不利影响的阻碍。

莫沙必利

莫沙必利柠檬酸盐具有 5-HT4 受体激动剂和 5-HT3 受体拮抗剂作用。这种药物主要作为一种附加疗法，可显著减少胃酸反流，改善 GERD 相关症状[69,70]。

伊托必利

伊托必利是多巴胺(D_2)受体拮抗剂，它也能抑制乙酰胆碱酯酶。该药已被证明可改善轻度 EE 患者的 GERD 相关症状并减少食管酸暴露。伊托必利可抑制 TLESR 而不影响食管蠕动。

阿奇霉素

阿奇霉素是一种具有胃动素激动剂性质的大环内酯类药物。该药还有促进乙酰胆碱释放并刺激血清素受体(5HT3)的作用。在最近的研究中，通过高分辨率测压测量显示，阿奇霉素减少了酸反流事件的数量和食管裂孔疝的大小。与弱酸或非酸反流事件相比，酸反流发生时疝的平均大小较大。此外，酸袋更经常位于横膈下方（远端位置）[72]。在另一项研究中，评估了阿奇霉素对肺移植后的受试者(LTx)的影响。接受该药物的受试者在 24 小时内显示总反流事件($P=0.012$)和酸反流事件($P=0.0037$)以及支气管肺泡灌洗液中的胆汁酸水平均显著较低($P=0.0106$)[73]。

Prucolopride

Prucolopride 是第一类二氢苯并呋喃−甲酰胺，是一种具有肠动力特性的选择性 5-HT4 受体激动剂。该药目前用于慢性便秘。由于其药效学特征，该药物可能在 GERD 患者中起作用[74]。

Reveprexide

最近一项随机、双盲的安慰剂对照，平行组 Ⅱb 期研究，旨在评估 5-HT4 受体激动剂 Reveprexid 对 477 例对 PPI 治疗只有部分应答的 GERD 患者的影响[75]。将患者分成四组，除了 PPI 或安慰剂加 PPI 8 周外，还包括每天 3 次 Reveprexide 0.1mg、0.5mg 或

2.0mg。与安慰剂组相比，三个药物组的无反流天数无显著性差异（0.1mg，$P=0.128$；0.5mg，$P=0.062$；2.0mg，$P=0.650$）。然而，与安慰剂组相比，Reveprexide 0.5mg 组的无胃灼热天数的百分比显著增高（$P < 0.05$）。不良事件的发生是剂量依赖性的，在 Preprexide 2.0mg 组中有约 60% 的发生率。最常见的不良事件包括腹泻、恶心、头痛、腹痛、上呼吸道感染、背痛和肺动脉高压恶化等[75]。

Pumosetrag

Pumosetrag（DDP733）是具有胃肠（GI）促运动活性的部分 5HT3 受体激动剂。DDP733 可增加实验动物模型 LES 的基础压力。此外，DDP733 显著降低了反流事件的发生率，增加了远端食管收缩的平均幅度，而不改变健康人群的 LES 基础压力[53,76]。

疼痛调节剂

在有食管过度敏感证据的 GERD 患者中，如 NERD 或因非酸性反流而导致 PPI 治疗失败的患者，疼痛调节剂可能发挥关键的治疗作用[1,6,77]。疼痛调节剂或内脏镇痛药已显示出显著改善非心源性胸痛（NCCP）的效果、功能性胃灼热和难治性 GERD 患者的症状[78]。非器官特异性疼痛调节剂如三环类抗抑郁药（TCA）、曲唑酮、选择性 5-羟色胺再摄取抑制剂（SSRI）和 5-羟色胺/去甲肾上腺素再摄取抑制剂（SNRIs）通常用于临床治疗功能性食管疾病[79,80]。这些药物被认为是通过作用于 CNS 水平和（或）外周感觉传入水平而赋予它们内脏镇痛作用。

AZD1386

AZD1386 是瞬时受体电位香草素-1（TRPV1）拮抗剂。在最近一项 22 名健康男性受试者中进行的随机安慰剂对照研究中，评估了两种不同剂量的 AZD1386（30mg 和 95mg）的效果。研究者在食管中使用多模式刺激探针（膨胀、热、酸和电刺激）进行药物评估。AZD1386（30mg 和 95mg）分别使食管疼痛阈值增加 23% 和 28%（$P < 0.01$）。该药物对化学、机械或电刺激的感知阈值没有影响[77]。此外，最近另一项旨在研究 AZD1386 对部分 PPI 应答的 NERD 患者食管疼痛的疗效研究报道，该药对这类患者群体的食管疼痛没有止痛作用[81]。药物治疗期间肝酶升高是主要担忧[82]。此外，还有药物引起的高热，这可能或为一个临床实践中的挑战[83]。

Rozerem

Rozerem 是在美国批准用于治疗失眠的褪黑激素受体激动剂（MT1 和 MT2）[84]。该药已在 GERD 患者中进行过夜间反流和睡眠障碍的研究。在 Jha 等进行的一项研究中,患者随机接受 8mg Rozerem 或安慰剂 7 天(www.clinicaltrials.gov NCT01128582)[85]。研究者们证实,与接受安慰剂治疗相比,接受 Rozerem 治疗的白天和夜间胃灼热患者症状表现出统计学显著下降(分别为 42% 对 29%,42% 对 -78%),24 小时胃灼热(42% 对 3%)和 24 小时酸反流(38% 对 19%;所有 $P < 0.05$)。这项研究首次证明 Rozerem 可显著改善 GERD 相关症状[86]。

普瑞巴林

普瑞巴林是电压敏感性钙通道的中枢调节剂。Chua 等在 15 名健康志愿者中进行了一项双盲、安慰剂对照的随机研究,评估普瑞巴林对继发性食管过度敏感反应发展的影响[87]。普瑞巴林的给药方式如下:75mg 每天 2 次,3 天,然后 150mg 每天 2 次,最后在研究当天 150mg。作者证实,与安慰剂相比,普瑞巴林在酸刺激后 30 分钟和 90 分钟减少了食管近端酸诱发的过度敏感反应的进展。这种药物对充分的抗反流治疗无效的 GERD 患者可能有潜在的应用价值。

黏膜保护剂

瑞巴派特是具有抗炎功能的 2-(1H)-喹啉酮的氨基酸衍生物,因此可作为食管黏膜的有效保护剂。在 149 名 PPI 治疗失败的 NERD 受试者中的安慰剂对照研究评估了该化合物的疗效。不幸的是,研究者无法证实瑞巴派特对受试者症状的显著影响[88]。在另一项研究中,研究人员评估了将 PPI 和瑞巴派特联合应用于治疗因内镜下黏膜剥离(ESD)而产生的食管黏膜溃疡的效果。在 ESD 后的前两天,所有受试者接受静脉奥美拉唑(20mg),随后 26 天改为雷贝拉唑(10mg),单药每天 1 次,或者口服雷贝拉唑+每天 3 次瑞巴派特(100mg)。结果显示,与 PPI 组相比,联合组 ESD 后 28 天溃疡到达瘢痕期的受试者人数显著增加(35% 对 68%;$P=0.011$)[89]。

生长因子如表皮生长因子(EGF)和巨噬细胞集落刺激因子(M-CSF)在黏膜愈合中起关键作用。尽管动物模型的早期研究很有前景,但这些生长因子在 GERD 治疗中的价值还有待研究[90]。

胆汁酸螯合剂

IW-3718

IW-3718(Ironwood,Cambridge,MA)是使用 Acuform®专利药物输送技术[91]开发的

一种新型胃滞留制剂。最近,一项多中心、随机、双盲的安慰剂对照Ⅱa期研究招募了 93 名 GERD 患者,部分患者对 PPI 治疗无效(www.clinicaltrials.gov NCT02030925)。患者随机接受 1000mg IW-3718 或安慰剂,每日 2 次,持续 4 周,同时在研究期间继续服用 PPI。探索性研究评估了许多 GERD 相关症状,而不是指定主要终点,因此无法确定特定终点的统计学意义。IW-3718 治疗组患者的无胃灼热天数百分比分别在总体试验人群中增加了 30.3%, 在胆汁反流阳性组中增加了 34.6%(安慰剂组分别为 24.7% 和 23.6%)。另外,IW-3718 治疗组中 45.7% 的受试患者和 56.3% 的胆汁反流患者被认为是反应者(总体 GERD 症状的缓解程度),而安慰剂治疗组分别为 27.7% 和 29.4%[91]。

内镜下治疗

EsophyX

主要销售给外科医生的 EsophyX(EndoGastric Solutions,Redmond,WA),用于进行经口无切口胃底折叠术(TIF)。该装置形成一个全层浆膜层到浆膜层折叠,并构成一个长 3~5cm,包绕 200°~300° 的瓣膜[92]。TIF 可增加 LES 的长度和基础静息压,以及减少或正常化食管内 pH 值和贲门周长。该技术还可显著改善 GERD 相关症状、生活质量和食管炎症。最重要的是,TIF 减少或完全消除了不同类型的 GERD 患者(包括 NERD 患者)的 PPI 用药[93,94]。长期随访大约限于 3 年内,研究报道了令人担忧的副作用,包括食管穿孔和明显胃肠道出血[95]。此外,许多治疗试验还存在样本较少、缺乏假手术对照、对受试者的描述不详等局限性。其中一项最大的多中心研究中,纳入了接受 PPI 治疗的 86 例 GERD 患者(大多数为 EE,但全部患者的裂孔疝<2cm),研究者报告了 12 个月的随访结果[93]。该研究表明,1 年后 73% 的患者报告 HRQL 有 50% 的改善,85% 停用每日 PPI,37% 的食管酸暴露恢复正常。

最近,随机 EsophyX 和假手术对比,安慰剂对照经口胃底折叠术(RESPECT)试验报道了大约 696 名 GERD 患者,他们随机接受了 TIF 手术或假手术[96]。术后两周,TIF 患者转为接受安慰剂,而假手术组继续每日 1 次或 2 次奥美拉唑 40mg,持续 6 个月。研究者通过意向治疗分析证实,TIF 消除了 67% 的患者反复反流症状,而接受假手术和 PPI 治疗的患者为 45%(P=0.023)。平均反流发生次数从 TIF 前的 135 次降至 TIF 术后的 94 次(P <0.001)。平均 pH 值<4 总时间百分比从 TIF 前的 9.3 下降到 TIF 术后的 6.4(P <0.001)。在假手术组中,PPI 连续停药 7 天后的 48 小时 pH 值监测期间,平均反流发作次数和平均 pH 值<4 总时间百分比均无显著差异(全部 P=NS)。严重并发

症罕见。

Medigus 超声手术内镜(MUSE)

经口腔内镜设备(MUSE™,以前称为 SRS,Medigus,Omer,Israel)是一种 GERD(包括 NERD)治疗新技术。MUSE 系统于 2014 年获得 FDA 批准。MUSE 系统使用改良内镜进行胃底前折叠,该内镜在尖端结合了微型相机、超声探头和吻合器[97]。最近的一项研究比较了 MUSE 系统(以前称为 SRS)和腹腔镜抗反流手术(LARS)的安全性和疗效[98]。研究者表明,MUSE 和 LARS 的手术时间分别为 47 分钟和 89 分钟(P <0.05)。然而,与 LARS 相比,MUSE 的平均出院时间较长(3 天比 1.2 天,P <0.05)。在 6 个月的随访中, 两组之间的 PPI 消费需求没有显著差异。与基线相比,64%接受 MUSE 治疗的患者的平均 GERD-HRQL 评分显著改善(P=0.016)。MUSE 组有一例食管穿孔[98]。

最近,Zacherl 等对 66 名患者进行了多中心前瞻性试验, 这些患者被诊断为 GERD(GERD 症状记录≥2 年,PPI 治疗 6 个月以上和 PPI 停药的食管 pH 值监测异常),并接受 MUSE 手术随访 6 个月[99]。在 72.7%的患者(48/66)中,基线(停用 PPI)至 6 个月随访的 GERD-HRQL 评分(9%CI 60%~83%)总分至少降低了 50%。与 PPI 治疗的基线评分相比,6 个月随访时 9%的患者(6/66)的中位 GERD-HRQL 总评分显著改善(P <0.001)。食管 pH 值<4.0 的平均总时间从基线时的 10.9(停用 PPI)降至 6 个月随访时的 7.3(P <0.001)。在基线和 6 个月的随访期间,食管测压没有观察到显著变化(所有 P =NS)。只有两种不良事件,但不需要进一步干预(C 反应蛋白升高和非手术相关的精神病急症)[99]。MUSE 系统主要是向外科医生推广,其长期疗效需要进一步评估。

外科治疗

LES 刺激系统(EndoStim)

使用 EndoStim 对 LES 进行电刺激尚未在美国获得批准。该技术已被证明在动物模型中可增加 LES 静息压力[100-102]。然而,人体研究主要集中在接受 PPI 治疗且 LES 静息压力低以及有异常 24 小时食管酸暴露的 EE 患者[103,104]。研究者证实,短暂的 LES 电刺激可改善 LES 静息压、食管酸暴露、GERD-HRQL 和 PPI 消费,而不影响食管蠕动幅度或 LES 松弛。植入 EndoStim 后长达 1 年的长期随访显示了原有治疗效果的持久性[105]。迄今为止,没有使用这种技术用于 NERD 的特定研究。有异常食管酸暴露的

NERD 患者可能也会受益于 EndoStim。然而,长期重复刺激 LES 的风险需要进一步评估。另外,需要与其他医疗或非医疗技术进行比较。

(吴继敏 译)

参考文献

1. Hershcovici T, Fass R. Gastro-oesophageal reflux disease: beyond proton pump inhibitor therapy. Drugs. 2011;71(18):2381–9.
2. Fass R. Alternative therapeutic approaches to chronic proton pump inhibitor treatment. Clin Gastroenterol Hepatol. 2012;10(4):338–45, quiz e39–40.
3. Fass R, Sifrim D. Management of heartburn not responding to proton pump inhibitors. Gut. 2009;58(2):295–309.
4. Fass R. Proton pump inhibitor failure—what are the therapeutic options? Am J Gastroenterol. 2009;104 Suppl 2:S33–8.
5. Chiba N, De Gara CJ, Wilkinson JM, Hunt RH. Speed of healing and symptom relief in grade II to IV gastroesophageal reflux disease: a meta-analysis. Gastroenterology. 1997;112(6):1798–810.
6. Fass R, Shapiro M, Dekel R, Sewell J. Systematic review: proton-pump inhibitor failure in gastro-oesophageal reflux disease–where next? Aliment Pharmacol Ther. 2005;22(2):79–94.
7. Moore JM, Vaezi MF. Extraesophageal manifestations of gastroesophageal reflux disease: real or imagined? Curr Opin Gastroenterol. 2010;26(4):389–94.
8. Fass R, Hixson LJ, Ciccolo ML, Gordon P, Hunter G, Rappaport W. Contemporary medical therapy for gastroesophageal reflux disease. Am Fam Physician. 1997;55(1):205–12, 17–8.
9. Wolfe MM, Sachs G. Acid suppression: optimizing therapy for gastroduodenal ulcer healing, gastroesophageal reflux disease, and stress-related erosive syndrome. Gastroenterology. 2000; 118(2 Suppl 1):S9–31.
10. Wang WH, Huang JQ, Zheng GF, Xia HH, Wong WM, Lam SK, et al. Head-to-head comparison of H2-receptor antagonists and proton pump inhibitors in the treatment of erosive esophagitis: a meta-analysis. World J Gastroenterol. 2005;11(26):4067–77.
11. Venables TL, Newland RD, Patel AC, Hole J, Wilcock C, Turbitt ML. Omeprazole 10 milligrams once daily, omeprazole 20 milligrams once daily, or ranitidine 150 milligrams twice daily, evaluated as initial therapy for the relief of symptoms of gastro-oesophageal reflux disease in general practice. Scand J Gastroenterol. 1997;32(10):965–73.
12. Fujiwara Y, Higuchi K, Nebiki H, Chono S, Uno H, Kitada K, et al. Famotidine vs. omeprazole: a prospective randomized multicentre trial to determine efficacy in non-erosive gastro-oesophageal reflux disease. Aliment Pharmacol Ther. 2005;21 Suppl 2:10–8.
13. Pappa KA, Gooch WM, Buaron K, Payne JE, Giefer EE, Sirgo MA, et al. Low-dose ranitidine for the relief of heartburn. Aliment Pharmacol Ther. 1999;13(4):459–65.
14. Pappa KA, Williams BO, Payne JE, Buaron KS, Mussari KL, Ciociola AA. A double-blind, placebo-controlled study of the efficacy and safety of non-prescription ranitidine 75 mg in the prevention of meal-induced heartburn. Aliment Pharmacol Ther. 1999;13(4):467–73.
15. Peghini PL, Katz PO, Castell DO. Ranitidine controls nocturnal gastric acid breakthrough on omeprazole: a controlled study in normal subjects. Gastroenterology. 1998;115(6):1335–9.
16. Iwakiri K, Kawami N, Sano H, Tanaka Y, Umezawa M, Futagami S, et al. The effects of nizatidine on transient lower esophageal sphincter relaxations (TLESRs) and acid reflux in healthy subjects. J Smooth Muscle Res. 2011;47(6):157–66.
17. Ohara S, Haruma K, Kinoshita Y, Kusano M. A double-blind, controlled study comparing lafutidine with placebo and famotidine in Japanese patients with mild reflux esophagitis. J Gastroenterol. 2010;45(12):1219–27.
18. Inamori M, Iida H, Hosono K, Endo H, Sakamoto Y, Takahashi H, et al. The histamine H2 receptor antagonist lafutidine in Japanese patients with non-erosive reflux disease. Hepato-

gastroenterology. 2010;57(104):1430–4.

19. Dewan B, Philipose N. Lafutidine 10 mg versus Rabeprazole 20 mg in the treatment of patients with heartburn-dominant uninvestigated dyspepsia: a randomized, multicentric trial. Gastroenterol Res Pract. 2011;2011:640685.

20. Gatehouse D, Wedd DJ, Paes D, Delow G, Burlinson B, Pascoe S, et al. Investigations into the genotoxic potential of loxtidine, a long-acting H2-receptor antagonist. Mutagenesis. 1988;3(1):57–68.

21. NCT00405119. A study to investigate the effectiveness of AH234844 (lavoltidine) compared with nexium and ranitidine. https://clinicaltrials.gov/ctz/show/NCT00405119.

22. NCT00551473. Open-label comparison of 24 h gastric pH on days 1, 2, 7 with once-daily administration of lavoltidine 40 mg. https://clinicaltrials.gov/ctz/show/NCT00551473.

23. Fackler WK, Ours TM, Vaezi MF, Richter JE. Long-term effect of H2RA therapy on nocturnal gastric acid breakthrough. Gastroenterology. 2002;122(3):625–32.

24. Scarpignato C. New drugs to suppress acid secretion: current and future developments. Drug Discov Today Ther Strateg. 2007;4(3):155–63.

25. Horn J. The proton-pump inhibitors: similarities and differences. Clin Ther. 2000;22(3):266–80, discussion 5.

26. Howden CW. Appropriate acid suppression in the treatment of acid-related conditions. Pharmacol Ther. 1994;63(1):123–34.

27. Khan M, Santana J, Donnellan C, Preston C, Moayyedi P. Medical treatments in the short term management of reflux oesophagitis. Cochrane Database Syst Rev. 2007;18(2):CD003244.

28. Dean BB, Gano AD Jr, Knight K, Ofman JJ, Fass R. Effectiveness of proton pump inhibitors in nonerosive reflux disease. Clin Gastroenterol Hepatol. 2004;2(8):656–64.

29. Hatlebakk JG, Katz PO, Kuo B, Castell DO. Nocturnal gastric acidity and acid breakthrough on different regimens of omeprazole 40 mg daily. Aliment Pharmacol Ther. 1998;12(12):1235–40.

30. Galmiche JP, Bruley Des Varannes S, Ducrotte P, Sacher-Huvelin S, Vavasseur F, Taccoen A, et al. Tenatoprazole, a novel proton pump inhibitor with a prolonged plasma half-life: effects on intragastric pH and comparison with esomeprazole in healthy volunteers. Aliment Pharmacol Ther. 2004;19(6):655–62.

31. Thomson AB, Cohen P, Ficheux H, Fiorentini P, Domagala F, Homerin M, et al. Comparison of the effects of fasting morning, fasting evening and fed bedtime administration of tenatoprazole on intragastric pH in healthy volunteers: a randomized three-way crossover study. Aliment Pharmacol Ther. 2006;23(8):1179–87.

32. Hunt RH, Armstrong D, Yaghoobi M, James C. The pharmacodynamics and pharmacokinetics of S-tenatoprazole-Na 30 mg, 60 mg and 90 mg vs. esomeprazole 40 mg in healthy male subjects. Aliment Pharmacol Ther. 2010;31(6):648–57.

33. Sachs G, Shin JM, Hunt R. Novel approaches to inhibition of gastric acid secretion. Curr Gastroenterol Rep. 2010;12(6):437–47.

34. Hunt RH, Armstrong D, Yaghoobi M, James C, Chen Y, Leonard J, et al. Predictable prolonged suppression of gastric acidity with a novel proton pump inhibitor, AGN 201904-Z. Aliment Pharmacol Ther. 2008;28(2):187–99.

35. Chowers Y, Atarot T, Kostadinov A, Nudelman M, Bar-Peled O, Brenman L, Pankratov O, Naveh M. PPI activity is optimized by VB101, a parietal cell activator. Gastroenterology. 2008;134(4 Suppl 1):A–172.

36. Chowers Y, Atarot T, Pratha VS, Fass R. The effect of once daily omeprazole and succinic acid (VECAM) vs once daily omeprazole on 24-h intragastric pH. Neurogastroenterol Motil. 2012;24(5):426–31, e208–9.

37. Orexo announces results confirming the clinical profile of OX17 in reflux disease (GERD). http://www.orexo.com/en/Investor-Relations/Press-releases/?guid=341021. Accessed 9 Feb 2015.

38. Novartis AG has sent a notice of termination of the license agreement on OX17 for GERD. http://www.orexo.com/en/Portfolio/OX17/. Accessed 9 Feb 2015.

39. Dutta U, Armstrong D. Novel pharmaceutical approaches to reflux disease. Gastroenterol Clin North Am. 2013;42(1):93–117.

40. Sorba G, Galli U, Cena C, Fruttero R, Gasco A, Morini G, et al. A new furoxan NO-donor

rabeprazole derivative and related compounds. Chembiochem. 2003;4(9):899–903.

41. Sahoo BK, Das A, Agarwal S, Bhaumik U, Bose A, Ghosh D, et al. Pharmacokinetics and bioequivalence study of a fixed dose combination of rabeprazole and itopride in healthy Indian volunteers. Arzneimittelforschung. 2009;59(9):451–4.

42. Mohamed HM. A study of selective spectrophotometric methods for simultaneous determination of Itopride hydrochloride and Rabeprazole sodium binary mixture: resolving sever overlapping spectra. Spectrochim Acta A Mol Biomol Spectrosc. 2014;136PC:1308–15.

43. Ghosh A, Halder S, Mandal S, Mandal A, Basu M, Dabholkar P. Rabeto plus: a valuable drug for managing functional dyspepsia. J Indian Med Assoc. 2008;106(11):752–4.

44. Singhal S DP, Bhatt A, Pokharna R, Sharma D, Kumar G, Kar P. Evaluation of safety and efficacy of pantoprazole and domperidone combination in patients with gastroesophageal reflux disease. Internet J Gastroenterol. 2005;4(2).

45. Anderson KO, Dalton CB, Bradley LA, Richter JE. Stress induces alteration of esophageal pressures in healthy volunteers and non-cardiac chest pain patients. Dig Dis Sci. 1989;34(1):83–91.

46. Kahrilas PJ, Dent J, Lauritsen K, Malfertheiner P, Denison H, Franzen S, et al. A randomized, comparative study of three doses of AZD0865 and esomeprazole for healing of reflux esophagitis. Clin Gastroenterol Hepatol. 2007;5(12):1385–91.

47. Dent J, Kahrilas PJ, Hatlebakk J, Vakil N, Denison H, Franzen S, et al. A randomized, comparative trial of a potassium-competitive acid blocker (AZD0865) and esomeprazole for the treatment of patients with nonerosive reflux disease. Am J Gastroenterol. 2008;103(1):20–6.

48. Simon WA, Herrmann M, Klein T, Shin JM, Huber R, Senn-Bilfinger J, et al. Soraprazan: setting new standards in inhibition of gastric acid secretion. J Pharmacol Exp Ther. 2007;321(3):866–74.

49. Choi HY, Noh YH, Jin SJ, Kim YH, Kim MJ, Sung H, et al. Bioavailability and tolerability of combination treatment with revaprazan 200 mg + itopride 150 mg: a randomized crossover study in healthy male Korean volunteers. Clin Ther. 2012;34(9):1999–2010.

50. Hori Y, Matsukawa J, Takeuchi T, Nishida H, Kajino M, Inatomi N. A study comparing the antisecretory effect of TAK-438, a novel potassium-competitive acid blocker, with lansoprazole in animals. J Pharmacol Exp Ther. 2011;337(3):797–804.

51. Arikawa Y, Nishida H, Kurasawa O, Hasuoka A, Hirase K, Inatomi N, et al. Discovery of a novel pyrrole derivative 1-[5-(2-fluorophenyl)-1-(pyridin-3-ylsulfonyl)-1H-pyrrol-3-yl]-N-methylmethanamin e fumarate (TAK-438) as a potassium-competitive acid blocker (P-CAB). J Med Chem. 2012;55(9):4446–56.

52. Jenkins H, Sakurai Y, Nishimura A, Okamoto H, Hibberd M, Jenkins R, et al. Randomised clinical trial: safety, tolerability, pharmacokinetics and pharmacodynamics of repeated doses of TAK-438 (vonoprazan), a novel potassium-competitive acid blocker, in healthy male subjects. Aliment Pharmacol Ther. 2015;41(7):636–48.

53. Hershcovici T, Mashimo H, Fass R. The lower esophageal sphincter. Neurogastroenterol Motil. 2011;23(9):819–30.

54. Rohof WO, Aronica E, Beaumont H, Troost D, Boeckxstaens GE. Localization of mGluR5, GABAB, GABAA, and cannabinoid receptors on the vago-vagal reflex pathway responsible for transient lower esophageal sphincter relaxation in humans: an immunohistochemical study. Neurogastroenterol Motil. 2012;24(4):383–e173.

55. Lehmann A, Blackshaw LA, Branden L, Carlsson A, Jensen J, Nygren E, et al. Cannabinoid receptor agonism inhibits transient lower esophageal sphincter relaxations and reflux in dogs. Gastroenterology. 2002;123(4):1129–34.

56. Beaumont H, Jensen J, Carlsson A, Ruth M, Lehmann A, Boeckxstaens G. Effect of delta9-tetrahydrocannabinol, a cannabinoid receptor agonist, on the triggering of transient lower oesophageal sphincter relaxations in dogs and humans. Br J Pharmacol. 2009;156(1):153–62.

57. Scarpellini E, Blondeau K, Boecxstaens V, Vos R, Gasbarrini A, Farre R, et al. Effect of rimonabant on oesophageal motor function in man. Aliment Pharmacol Ther. 2011;33(6):730–7.

58. Lehmann F, Hildebrand P, Beglinger C. New molecular targets for treatment of peptic ulcer disease. Drugs. 2003;63(17):1785–97.

59. Clave P, Gonzalez A, Moreno A, Lopez R, Farre A, Cusso X, et al. Endogenous cholecystokinin enhances postprandial gastroesophageal reflux in humans through extrasphincteric

receptors. Gastroenterology. 1998;115(3):597–604.

60. Zerbib F, Bruley DVS, Scarpignato C, Leray V, D'Amato M, Roze C, et al. Endogenous cho-lecystokinin in postprandial lower esophageal sphincter function and fundic tone in humans. Am J Physiol. 1998; 275(6 Pt 1):G1266–73.

61. Beglinger CDL, Schroller S, D'Amato M, Persiani S Oral itriglumide, a specific CCK2/gastrin receptor antagonist, inhibits gastrin stimulated gastric acid secretion in humans. Gut. 2004;54 Suppl VII:A36.

62. Hershcovici T, Fass R. Transient lower oesophageal sphincter relaxation reducers–have we hit a brick wall? Aliment Pharmacol Ther. 2011;33(11):1256–7, author reply 7–8.

63. Lal R, Sukbuntherng J, Tai EH, Upadhyay S, Yao F, Warren MS, et al. Arbaclofen placarbil, a novel R-baclofen prodrug: improved absorption, distribution, metabolism, and elimination properties compared with R-baclofen. J Pharmacol Exp Ther. 2009;330(3):911–21.

64. Vakil NB, Huff FJ, Bian A, Jones DS, Stamler D. Arbaclofen placarbil in GERD: a random-ized, double-blind, placebo-controlled study. Am J Gastroenterol. 2011;106(8):1427–38.

65. Boeckxstaens GE BH, Hatlebakk J, Silberg D, Adler J, Denison H. Efficacy and tolerability of the novel reflux inhibitor, AZD3355, as add-on treatment in GERD patients with symp-toms despite proton pump inhibitor therapy. Gastroenterology. 2009;136 Suppl 1:A436.

66. Boeckxstaens GE, Beaumont H, Mertens V, Denison H, Ruth M, Adler J, et al. Effects of lesogaberan on reflux and lower esophageal sphincter function in patients with gastroesopha-geal reflux disease. Gastroenterology. 2010;139(2):409–17.

67. Zerbib F, Bruley des Varannes S, Roman S, Tutuian R, Galmiche JP, Mion F, et al. Ran-domised clinical trial: effects of monotherapy with ADX10059, a mGluR5 inhibitor, on symptoms and reflux events in patients with gastro-oesophageal reflux disease. Aliment Pharmacol Ther. 2011;33(8):911–21.

68. Rohof WO, Lei A, Hirsch DP, Ny L, Astrand M, Hansen MB, et al. The effects of a novel metabotropic glutamate receptor 5 antagonist (AZD2066) on transient lower oesophageal sphincter relaxations and reflux episodes in healthy volunteers. Aliment Pharmacol Ther. 2012;35(10):1231–42.

69. Ruth M, Hamelin B, Rohss K, Lundell L. The effect of mosapride, a novel prokinetic, on acid reflux variables in patients with gastro-oesophageal reflux disease. Aliment Pharmacol Ther. 1998;12(1):35–40.

70. Futagami S, Iwakiri K, Shindo T, Kawagoe T, Horie A, Shimpuku M, et al. The prokinetic effect of mosapride citrate combined with omeprazole therapy improves clinical symptoms and gastric emptying in PPI-resistant NERD patients with delayed gastric emptying. J Gas-troenterol. 2010;45(4):413–21.

71. Kim YS, Kim TH, Choi CS, Shon YW, Kim SW, Seo GS, et al. Effect of itopride, a new proki-netic, in patients with mild GERD: a pilot study. World J Gastroenterol. 2005;11(27):4210–4.

72. Rohof WO, Bennink RJ, de Ruigh AA, Hirsch DP, Zwinderman AH, Boeckxstaens GE. Ef-fect of azithromycin on acid reflux, hiatus hernia and proximal acid pocket in the postpran-dial period. Gut. 2012;61(12):1670–7.

73. Mertens V, Blondeau K, Pauwels A, Farre R, Vanaudenaerde B, Vos R, et al. Azithromycin reduces gastroesophageal reflux and aspiration in lung transplant recipients. Dig Dis Sci. 2009;54(5):972–9.

74. Frampton JE. Prucalopride. Drugs. 2009;69(17):2463–76.

75. Shaheen NJ, Adler J, Dedrie S, Johnson D, Malfertheiner P, Miner P, et al. Randomised clinical trial: the 5-HT4 agonist revexepride in patients with gastro-oesophageal reflux disease who have persistent symptoms despite PPI therapy. Aliment Pharmacol Ther. 2015;41(7):649–61.

76. Choung RS, Ferguson DD, Murray JA, Kammer PP, Dierkhising RA, Zinsmeister AR, et al. A novel partial 5HT3 agonist DDP733 after a standard refluxogenic meal reduces reflux events: a randomized, double-blind, placebo-controlled pharmacodynamic study. Aliment Pharmacol Ther. 2008;27(5):404–11.

77. Krarup AL, Ny L, Astrand M, Bajor A, Hvid-Jensen F, Hansen MB, et al. Randomised clini-cal trial: the efficacy of a transient receptor potential vanilloid 1 antagonist AZD1386 in human oesophageal pain. Aliment Pharmacol Ther. 2011;33(10):1113–22.

78. Fass R. Functional heartburn: what it is and how to treat it. Gastrointest Endosc Clin N Am. 2009;19(1):23–33, v.

79. Hershcovici T, Achem SR, Jha LK, Fass R. Systematic review: the treatment of noncardiac chest pain. Aliment Pharmacol Ther. 2012;35(1):5–14.

80. Dickman R, Maradey-Romero C, Fass R. The role of pain modulators in esophageal disorders—no pain no gain. Neurogastroenterol Motil. 2014;26(5):603–10.

81. Krarup AL, Ny L, Gunnarsson J, Hvid-Jensen F, Zetterstrand S, Simren M, et al. Randomized clinical trial: inhibition of the TRPV1 system in patients with nonerosive gastroesophageal reflux disease and a partial response to PPI treatment is not associated with analgesia to esophageal experimental pain. Scand J Gastroenterol. 2013;48(3):274–84.

82. Kort ME, Kym PR. TRPV1 antagonists: clinical setbacks and prospects for future development. Prog Med Chem. 2012;51:57–70.

83. Gunthorpe MJ, Chizh BA. Clinical development of TRPV1 antagonists: targeting a pivotal point in the pain pathway. Drug Discov Today. 2009;14(1–2):56–67.

84. Liu J, Wang LN. Ramelteon in the treatment of chronic insomnia: systematic review and meta-analysis. Int J Clin Pract. 2012;66(9):867–73.

85. Jha LK GR, Grewal YS, et al. Rozerem improves reports of symptoms in GERD patients with chronic insomnia. Gastroenterology. 2012;142 Suppl 1:S592 (abstract).

86. Fujiwara Y, Arakawa T, Fass R. Gastroesophageal reflux disease and sleep. Gastroenterol Clin North Am. 2013;42(1):57–70.

87. Chua YC, Ng KS, Sharma A, Jafari J, Surguy S, Yazaki E, et al. Randomised clinical trial: pregabalin attenuates the development of acid-induced oesophageal hypersensitivity in healthy volunteers—a placebo-controlled study. Aliment Pharmacol Ther. 2012;35(3):319–26.

88. Adachi K, Furuta K, Miwa H, Oshima T, Miki M, Komazawa Y, et al. A study on the efficacy of rebamipide for patients with proton pump inhibitor-refractory non-erosive reflux disease. Dig Dis Sci. 2012;57(6):1609–17.

89. Araki H, Kato T, Onogi F, Ibuka T, Sugiyama A, Nakanishi T, et al. Combination of proton pump inhibitor and rebamipide, a free radical scavenger, promotes artificial ulcer healing after endoscopic submucosal dissection with dissection size > 40 mm. J Clin Biochem Nutr. 2012;51(3):185–8.

90. Kawahara Y, Nakase Y, Isomoto Y, Matsuda N, Amagase K, Kato S, et al. Role of macrophage colony-stimulating factor (M-CSF)-dependent macrophages in gastric ulcer healing in mice. J Physiol Pharmacol. 2011;62(4):441–8.

91. Ironwood Reports Positive Top-Line Data from Exploratory Phase IIa Trial Of IW-3718 in Refractory Gastroesophageal Reflux Disease. http://news.ironwoodpharma.com/Press-Releases/Ironwood-Reports-Positive-Top-Line-Data-from-Exploratory-Phase-IIa-Trial-Of-IW-3718-in-Refractory-Ga-114.aspx. Accessed 16 March 2015.

92. Cadiere GB, Rajan A, Rqibate M, Germay O, Dapri G, Himpens J, et al. Endoluminal fundoplication (ELF)—evolution of EsophyX, a new surgical device for transoral surgery. Minim Invasive Ther Allied Technol. 2006;15(6):348–55.

93. Cadiere GB, Buset M, Muls V, Rajan A, Rosch T, Eckardt AJ, et al. Antireflux transoral incisionless fundoplication using EsophyX: 12-month results of a prospective multicenter study. World J Surg. 2008;32(8):1676–88.

94. Bell RC, Freeman KD. Clinical and pH-metric outcomes of transoral esophagogastric fundoplication for the treatment of gastroesophageal reflux disease. Surg Endosc. 2011;25(6):1975–84.

95. Hoppo T, Immanuel A, Schuchert M, Dubrava Z, Smith A, Nottle P, et al. Transoral incisionless fundoplication 2.0 procedure using EsophyX for gastroesophageal reflux disease. J Gastrointest Surg. 2010;14(12):1895–901.

96. Hunter JG, Kahrilas PJ, Bell RC, Wilson EB, Trad KS, Dolan JP, et al. Efficacy of transoral fundoplication vs omeprazole for treatment of regurgitation in a randomized controlled trial. Gastroenterology. 2015;148(2):324–33, e5.

97. Topuz U, Umutoglu T, Bakan M, Ozturk E. Anesthetic management of the SRS endoscopic stapling system for gastro-esophageal reflux disease. World J Gastroenterol. 2013;19(2):319–20.

98. Danalioglu A, Cipe G, Toydemir T, Kocaman O, Ince AT, Muslumanoglu M, et al. Endoscopic stapling in comparison to laparoscopic fundoplication for the treatment of gastro-

esophageal reflux disease. Dig Endosc. 2014;26(1):37–42.

99.   Zacherl J, Roy-Shapira A, Bonavina L, Bapaye A, Kiesslich R, Schoppmann SF, et al. Endo-scopic anterior fundoplication with the medigus ultrasonic surgical endostapler (MUSE) for gastroesophageal reflux disease: 6-month results from a multi-center prospective trial. Surg Endosc. 2015;29(1):220–9.

100. Ellis F, Berne TV, Settevig K. The prevention of experimentally induced reflux by electrical stimulation of the distal esophagus. Am J Surg. 1968;115(4):482–7.

101. Clarke JO, Jagannath SB, Kalloo AN, Long VR, Beitler DM, Kantsevoy SV. An endoscopi-cally implantable device stimulates the lower esophageal sphincter on demand by remote control: a study using a canine model. Endoscopy. 2007;39(1):72–6.

102. Sanmiguel CP, Hagiike M, Mintchev MP, Cruz RD, Phillips EH, Cunneen SA, et al. Ef-fect of electrical stimulation of the LES on LES pressure in a canine model. Am J Physiol Gastrointest Liver Physiol. 2008;295(2):G389–94.

103. Rodriguez L, Rodriguez P, Neto MG, Ayala JC, Saba J, Berel D, et al. Short-term electrical stimulation of the lower esophageal sphincter increases sphincter pressure in patients with gastroesophageal reflux disease. Neurogastroenterol Motil. 2012;24(5):446–50, e213.

104. Rodriguez L, Rodriguez P, Gomez B, Ayala JC, Saba J, Perez-Castilla A, et al. Electrical stimulation therapy of the lower esophageal sphincter is successful in treating GERD: final results of open-label prospective trial. Surg Endosc. 2013;27(4):1083–92.

105. Rodriguez L, Rodriguez P, Gomez B, Ayala JC, Oksenberg D, Perez-Castilla A, et al. Long-term results of electrical stimulation of the lower esophageal sphincter for the treatment of gastroesophageal reflux disease. Endoscopy. 2013;45(8):595–604.

第 **7** 章

微创治疗 GERD

Dan E. Azagury, George Triadafilopoulos

引言

　　研究表明,虽然 30%~40% 的 GERD 患者在积极的 PPI 抑酸治疗后症状无改善,但其中只有不到 5% 的患者进行了胃底折叠术,使得大量有 GERD 症状的患者未能得到足够的治疗。这些患者不愿做手术的原因部分是害怕胃底折叠术(伴或不伴裂孔疝修补术)可能的副作用、报道的高手术失败率和随后需要药物治疗或再次手术。传统的腹腔镜抗反流手术(LARS)列于图 7.1。尽管经过药物治疗但仍有持续 GERD 症状,而不愿意行胃底折叠术的患者落入了所谓 GERD"治疗空缺(gap)"的范畴(图 7.2)。新的微创技术,包括内镜和腹腔镜,被引入以解决这个问题(图 7.3),值得注意的是,它也包括肥胖合并 GERD 患者的胃旁路手术。

　　这些手术的优势在于它们并不显著地改变食管胃连接处(EGJ)、食管或胃的解剖结构,因此它们的副作用更小。这些技术从设计上就是针对轻度 EGJ 缺陷的患者,因

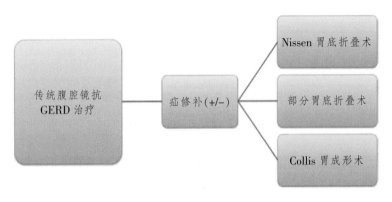

图 7.1 传统腹腔镜抗 GERD 治疗。

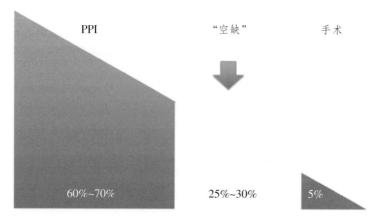

"空缺"：PPI 治疗无效而不愿行手术治疗的患者百分比。

图 7.2　胃食管反流病的治疗空缺。(Reprinted from Ref. [9])

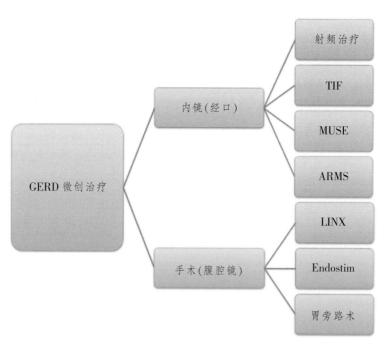

图 7.3　经口和腹腔镜抗 GERD 微创治疗的各种方法。GERD，胃食管反流病；TIF，经口无切口胃底折叠术；MUSE，超声外科肺大泡进行内夹；ARMS，抗反流黏膜切除术。

此，对于有严重解剖异常的患者，不应将其视为胃底折叠和疝修补术的替代手段。表 7.1 列出了考虑 GERD 微创治疗的最常见原因。

在考虑某种 GERD 微创疗法是否适合某特定患者之前，必须明确 GERD 的诊断，

表 7.1　考虑 GERD 微创治疗的原因

难治性酸反流和食管炎(高剂量 PPI 治疗无效)
不能耐受 PPI
不能依从每日剂量的 PPI
担心 PPI 潜在的长期副作用
担心外科胃底折叠术潜在的短期和长期副作用
长期使用 PPI 的费用

PPI, 质子泵抑制剂

并排除其他混杂因子[5]。此外, 应确认出现的 GERD 症状是 GERD 的真实反应, 并且所建议的治疗要有可能消除或显著减轻症状。仔细检查每个患者 GERD 的可能决定因素是至关重要的, 因为这有助于制订最佳策略(图 7.4)[6]。不幸的是, 许多结局指标已经被用来评估 GERD 微创治疗的效果, 而且往往这些指标中的一个或以上显示缺乏疗效时, 决策过程将受到负向引导。表 7.2 概述了临床试验中最常使用的结局指标。必须指出的是, 所有这些指标都有局限性, 并且任何决策都应个体化和符合患者的期待。例如, 对于难治性胃灼热(尽管 PPI 治疗仍有症状)的患者, 只要干预后症状改善, 食管酸暴露时间的完全正常化可能就没那么重要了[4]。同样, GERD 微创治疗后患者的反流症

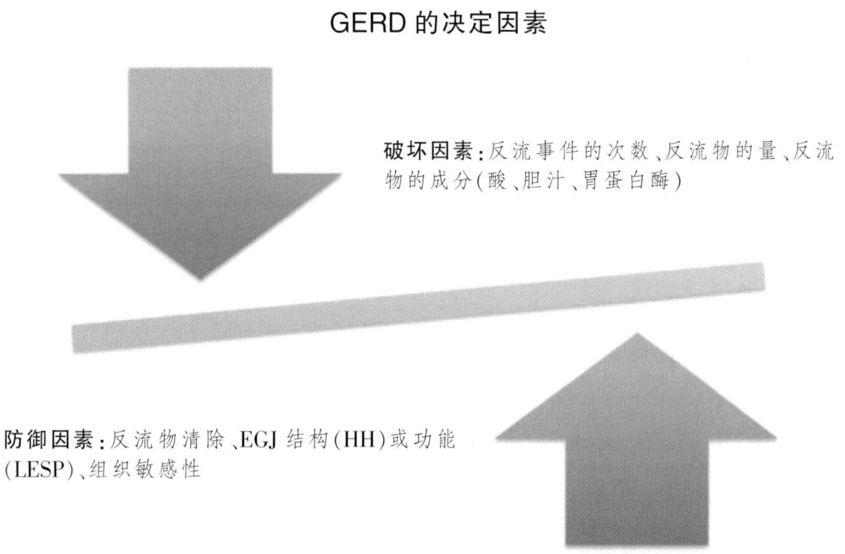

GERD 的决定因素

破坏因素: 反流事件的次数、反流物的量、反流物的成分(酸、胆汁、胃蛋白酶)

防御因素: 反流物清除、EGJ 结构(HH)或功能(LESP)、组织敏感性

图 7.4　个体化内镜或腹腔镜治疗前需要考虑的 GERD 决定因素。EGJ, 食管胃连接处; HH, 食管裂孔疝; LESP, 下食管括约肌压力。

表 7.2　GERD 微创治疗效果的评价指标

食管炎的愈合

症状（胃灼热、反流等）

GERD 相关生活质量

PPI 使用

食管动态 pH 值和阻抗监测

食管测压

PPI，质子泵抑制剂

状消失但仍继续使用 PPI 不应视为治疗失败。消除不适的反流症状和使溃疡愈合是强有力的临床终点，但它们最近才应用于临床试验[7]。

　　GERD 微创治疗对患者的适用性还取决于对 EGJ 和其他可能加重 GERD 症状的因素在结构和功能上的仔细评估。表 7.3 概述了内镜、高分辨率测压和钡餐造影评估 EGJ 功能的关键决定因素[8]。对其他因素如食管蠕动效能、胃排空率、体重指数（BMI）或食管胃手术史也需要加以考虑。每项 GERD 微创疗法的成功或失败概率，依据被仔细评估和适当选择的个体患者的结构和功能特点而显著变化。迄今为止的临床试验纳入了不同组别的患者，导致结果差异性大，有时导致不满意的结果[9]。表 7.4 概述了使用任一 GERD 微创技术之前必须评估的要点。

　　图 7.3 概述了对经过选择的患者可以应用的 GERD 微创治疗技术。许多技术都处于发展和使用的早期阶段，并且其中一些技术在美国还没有得到批准。它们的优势、弱点、适用性和有效性需要与传统腹腔镜手术（有或无疝修补）或药物治疗和生活方式改变相平衡。

微创内镜下（经口）治疗

　　自 21 世纪早期以来，研究者已经开发出几种内镜下治疗 GERD 的装置，使用

表 7.3　EGJ 功能的决定因素

内在 LES 压力

LES 的腹内段

膈肌脚对 LES 的外在压迫

膈-食管韧带的完整性

His 角（锐角）的保留

LES，下食管括约肌

表 7.4　患者评估的要点

病史和体格检查(包括 BMI)

食管胃手术史

内镜加活检

内镜和造影评估 EGJ

高分辨率测压(定义食管裂孔疝和蠕动效能)

食管 pH 值-阻抗监测和症状相关性

胃排空

EGJ,食管胃连接处

的方法包括缝合、跨壁紧缩、内镜钉合和射频热疗。其他包括食管胃连接处注射(Enteryx,Boston Scientific,Boston,MA,USA)或异物植入(Gatekeeper Reflux Repair System,Medtronic,Inc.,Minneapolis,MN,USA)装置已经被撤出市场。目前美国市面上可用于 GERD 的内镜治疗装置包括:Stretta (Mederi Therappeutics,Greenwich,CT,USA)、经口胃底折叠装置(TF,EndoGastric Solutions,Redmond,WA,USA)和 MUSE™系统(Medigus Ultrasonic Surgical Endostapler;Medigus,Omer,Israel)。最近提出抗反流黏膜切除术(ARMS),但它还没有被批准用于 GERD 的治疗。

Stretta

设备

Stretta 装置由一个四通道射频(RF)发生器和一个四针球囊-导管系统组成,该装置传送纯的正弦波能量(465kHz,每通道 2~5W,100~800Ω 时最高 80V)。每一针尖都配有热电偶,可以自动调节输出功率,以使肌层达到目标温度(85℃)。紧贴黏膜的每一针底也配有监测温度的热电偶,如果黏膜温度超过 50℃或阻抗超过 1000Ω,则能量传输停止。保持严密的温度控制能防止黏膜损伤,从而预防狭窄形成。美国食品和药物管理局(FDA)最初于 2000 年批准了 Stretta 的使用,并于 2011 年更新了 RF1 生成器的新许可。

治疗过程

首先进行上消化道内镜检查,测量门齿到鳞柱状上皮连接处(Z 线)的距离。然后撤出内镜,经口插入射频导管,置于 Z 线上 1cm。四根电针伸出至预设长度(5.5mm),开始射频治疗。之后通过旋转和改变导管的线性位置,在贲门上、下 2cm 处形成相应的治疗环。然后移除导管,复查内镜。总的来说,患者在 35 分钟内接受了 56 个治疗点的射频治疗(图 7.5)。虽然 Stretta 缓解酸反流症状的确切机制尚不明确,但一个可能的机制是射频治疗能使 LES 平滑肌结构重排和其中的 Cajal 间质细胞重新分布,从而减少一过性下食管括约肌松弛(TLESR)的次数[11]。

数据

多项研究(包括四项随机临床试验)都证明了 Stretta 治疗 GERD 的安全性和有效性,并一致实现了较高的症状控制率和 GERD 药物使用的减少或消除率。作为有最多数据和追踪记录的内镜程序,Stretta 看起来是安全、有效、持久和可重复使用的。有几种推测的机制可以解释 Stretta 的临床效应,它们包括胃产压增加、LES 肌层增厚、EGJ 的膨胀性降低(无纤维化)、EGJ 顺应性降低和 TLESR 频率降低。近期一项纳入 22 例患者的双盲假对照研究表明,口服食管平滑肌松弛剂西地那非能将 EGJ 的顺应性正常化至射频治疗前的水平,因而对 EGJ 纤维化作为潜在机制提出质疑。两项队列研究发现射频治疗对迷走功能无影响,并且治疗后食管动力或吞咽导致的 LES 松弛压无显著改变,因而对神经破坏效应机制提出质疑。最初使用猪和狗模型的动物研究显示 LES 增厚,TLESR 减少和反流事件减少[11]。

一项随机、假对照试验将 64 例 GERD 患者分配到 Stretta 组或假手术组[12]。6 个月

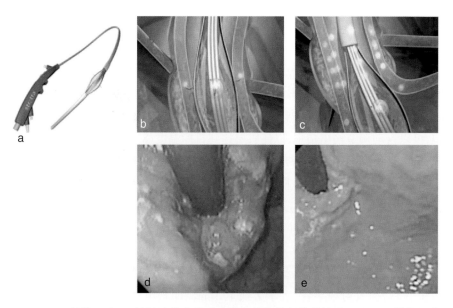

图 7.5　(a)Stretta 导管。(b,c)射频过程中通过球囊电针将射频能量输送至 EGJ 区域的肌肉组织。(d) 射频治疗后贲门的翻转内镜图像。(e) 射频治疗后 3 个月贲门的翻转内镜图像。(Courtesy of George Triadafilopoulos, MD)(见彩图)

后,Stretta 组的胃灼热症状显著改善，生活质量显著提高,Stretta 组对比假手术组,胃灼热症状消除率更高(61%对 33%;P=0.05),GERD-健康相关生活质量(HRQL)改善>50%的比例更多(61 对 30%;P=0.03)。另一项前瞻性的随机试验将 36 例患者随机分配到三组:单次 Stretta 治疗组、假手术组和两次 Stretta 治疗组(单次治疗 4 个月后 GERD-HRQL 改善<75%)[13],12 个月后，两个 Stretta 治疗组停药患者的平均 HRQL 评分、LES 基础压、24 小时 pH 值评分和 PPI 日用量相比基线值都显著改善(P<0.01)。来自两次 Stretta 治疗组中的 7 例患者与来自单次 Stretta 治疗组的两例患者相比,HRQL 在 12 个月时恢复正常 (P=0.035)。与其他新技术一样,Stretta 不能用于食管裂孔疝>3cm、PPI 治疗无效和 pH 值-阻抗监测阴性的患者。

近期一项纳入了 18 项研究和 1488 例患者的荟萃分析表明,Stretta 治疗:①对缓解 GERD 症状十分有效;②安全、耐受性好;③显著减少食管酸暴露,但并不总能将 pH 值正常化。在最后一点上需要注意的是,即使是 PPI 也不能使多达 50%的症状控制的患者 pH 值恢复正常。因此,pH 值正常化并不一定是 Stretta 治疗的必须临床终点。在一项单中心的长期(10 年)研究中,72%的患者达到了 GERD 相关生活质量的正常化,64%的患者的 PPI 使用减少 50%或更好 (41%停药),54%的患者满意度增加达 60%或以上。85%的患者 Barrett 化生消退。然而,另一项荟萃分析发现 Stretta 治疗组与假手术组相比，生理学参数如 pH 值<4 的总时间、LES 压力、停止 PPI 治疗的能力或 HRQL 无显著改变[15]。

局限性

Stretta 不能用于>2cm 的滑动疝、重度食管炎(洛杉矶分级 B 级以上)或 Barrett 食管炎。关于该装置的有效性和持续性的数据时好时坏。由于不同的研究间患者人群和测量的指标具有异质性,所有尚不能得出明确的结论。

小结

根据一些随机假对照试验和超过 40 项的短期和长期研究来看,Stretta 是安全、有效和成熟的技术,并且必要时可重复使用。再者,它是药物治疗外最便宜的治疗方法,并且它不影响随后任何 GERD 治疗方式的使用。

TF

设备

该装置可在食管胃连接处使组织成形并使用聚丙烯缝线固定。它由多个部分组成,包括:①控制手柄;②底座:可供内镜通过和控制通道运行;③轴远端的侧孔:可用于外吸;④组织模型:将组织推向装置的轴;⑤螺旋牵引器:深入组织,并向尾端牵拉组织;⑥两根管心针:从装置轴通过组织皱褶,然后通过组织模型的眼孔;⑦固件盒:包含聚丙烯 H 形紧固件[18]。

治疗过程

TF 是一种新的仪器,它能在内镜下完成部分胃底折叠术(图 7.6)。该设备牵拉胃贲门,形成全层浆膜贴浆膜的折叠和组织瓣。与外科胃底折叠术不同,TF 不涉及任何的腹部切口或解剖,因此能降低粘连和并发症风险、减少术后不适和加快术后恢复。已有研究发现 TF 能减少餐后 TLESR 的次数、与反流相关的 TLESR 次数和 EGJ 的膨胀性,从而导致反流事件的次数减少、反流的高度降低和酸暴露的改善[18]。

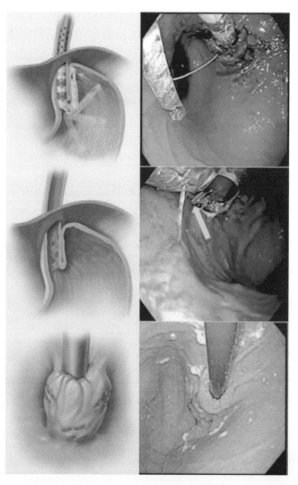

图 7.6　经口胃底折叠形成 3cm 阀瓣,约 180°~270°圆周。折叠瓣至少由 13 个紧固缝线形成,在每个角至少 1cm 长,在中间至少 3cm 长。(Reprinted with permission from[28])(见彩图)

数据

多项研究证实了 TF 的有效性和安全性。在一项前瞻性的假对照试验中,研究者旨在明确,TF 相比 PPI 治疗是否更能减少 GERD 患者[未伴随>2cm 的食管裂孔疝(HH)]的反流症状。患者被随机分配到 TF 组($n=87$)和假手术组($n=42$),其中 TF 组术后接受 6 个月的安慰剂治疗,假手术组接受 6 个月的奥美拉唑(每日 1~2 次)治疗,该研究对患者接受的治疗实施盲法,并在第 2、12 和 26 周再评估。通过意向性治疗分析,TF 消除了 67% 患者的反流症状,多于奥美拉唑组(45%,$P=0.023$)。TF 组食管酸暴露有一定改善但未恢复到正常水平(治疗前平均 9.3%,治疗后平均 6.3%;$P<0.001$),假手术组食管酸暴露无改善(治疗前平均 8.6%,治疗后平均 8.9%)。两组中完成试验的受试者在 GERD 症状评分上都有相似的降低。严重的并发症很少见(TF 组 3 例,假手术组1 例)。

对高剂量 PPI 治疗后症状仍不能完全控制的患者,TF 可能进一步消除症状和使溃疡愈合。一项随机、多中心、开放标记、交叉的研究对这类患者(高剂量 PPI 治疗后症状部分改善)进行了分析,主要是评估 TF 能否进一步改善这类患者的临床效果以及这种疗效的持久性,GERD 伴 HH(≤2cm)的患者被随机分配到 TF 组($n=40$)或高剂量PPI 治疗组($n=23$),随访 6 个月,然后 PPI 组患者接受交叉试验(即 TF),随后研究者评估交叉试验者 6 个月后的疗效,并与 PPI 治疗后 6 个月以及最初 TF 组 12 个月后的疗效进行对比,主要结果是采用标准问卷评估的症状控制情况,其中可分析数据在 TF组有 39 例,在交叉组有 21 例。在交叉组,TF 相比 PPI 治疗进一步改善了反流和不典型症状的控制。在经过 6 个月高剂量 PPI 治疗的 20 例 GERD 症状患者中,65%(13/20)的患者报道在停用 PPI 并行 TF 后,不适的反流和不典型症状得到全面消除;67%(6/9)报道无显著的反流。食管炎在 75%(6/8)的患者中得到进一步愈合。交叉组患者中,71% 在 TF 后 6 个月停用 PPI。在最初的 TF 组中,TF 后 12 个月时 77% 的患者达到了完全的症状控制,82% 的患者停止了 PPI 治疗,100% 的患者实现了溃疡的愈合,45% 的患者食管酸暴露恢复了正常。

一项开放、前瞻性的多中心研究评估了 TF 后两年的症状控制情况[21]。次要结果是 PPI 使用、食管炎的严重程度、安全性和食管酸暴露的改变。在接受 TF 治疗的 127例患者中,15% 失访,8 例患者再次手术,这 8 例患者被纳入研究但归为失败。没有严重不良事件的报道。GERD 相关的 HRQL 评分和反流分别在 66 例和 70% 的患者中改善>50%。反流评分在 65% 的患者中恢复了正常,每日剂量的 PPI 使用率从 91%降至29%。

另一项开放、单中心的研究评估了 TF 对病理性反流和症状的长期效果,该研究纳入的 50 例 GERD 患者均依赖 PPI 治疗控制症状,TF 治疗后 75%~80% 患者的日剂量 PPI 依赖得以消除, 并且持续长达 6 年之久。总体上看,83.7%、79.6%、87.8% 和 84.4% 的患者在 TF 后 6 个月、12 个月、24 个月和 36 个月停止或减半了 PPI 治疗。阻抗监测提示总的反流和酸反流在治疗后显著减少($P=0.01$)。对好的疗效有预测作用的因素包括:术前 Hill 分级(Ⅰ~Ⅱ)、HH 或疝≤2cm($P=0.03$)、无食管动力障碍($P<0.0001$)和放置的紧固缝线数目($P=0.01$)。对 TF 治疗失败的患者,LARS 是一种安全、可行并且无额外手术并发症的选择[23]。

局限性

现有的数据主要来自无明显 HH 的患者(<2cm)。

总结

对 PPI 治疗不完全有效的 GERD 患者,经口无切口胃底折叠术(TIF)已经成为一种安全、有效和持久的替代手段,并且该治疗方法不伴随 LARS 相关的不良事件。

MUSE™

设备

MUSE™ 内镜下钉合系统是最近引进的一种技术,它能在内镜下完成部分胃底折叠术。该装置由可弯曲的内镜、摄像机、超声测距器和外科钉合器组成。

治疗过程

插入 MUSE 内镜,进入胃内并翻转,然后回撤内镜至正确的钉合水平(EGJ 上方)。随后在图示的超声间隙探测器的引导下,组织被压缩和钉合。重复上述过程多次以形成折叠瓣,相当于 180° 的胃底折叠术(图 7.7)[24]。

数据

该设备在临床前试验中就显示出了潜力,其中 12 只动物接受了手术,所有动物都完成了令人满意的部分胃底折叠术,并且无手术相关的并发症[25]。最早的人体试验之一使用了早期版本的 MUSE 来与 LARS 对比,该研究纳入 27 例患者,11 例行 MUSE 系统治疗,16 例行 LARS。经过 6 个月的随访,MUSE 组和 LARS 组分别有 64% 和 87% 的患者实现了 GERD-HRQL 评分的降低。MUSE 组有 1 例食管穿孔,但在内镜下夹闭后完全恢复。MUSE 组和 LARS 组的手术时间分别是 89 分钟和 47 分钟($P<0.05$)。在平均 6 个月的随访中,两组的 PPI 使用情况相似,GERD-HRQL 评分在两组中均有降低。

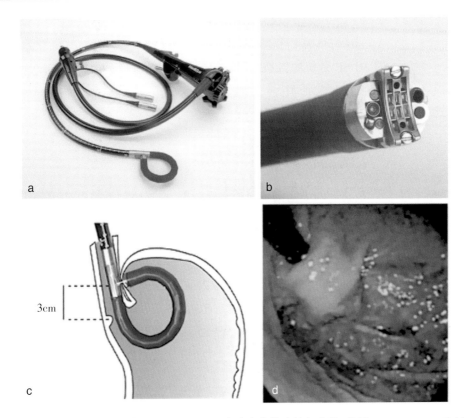

图 7.7 Medigus 经口外科钉合器(MUSE™) : (a)完全弯曲的内镜钉合器,外径(OD)15.5mm。(b)远侧尖端。(c)将钉盒放置在食管胃连接处近端 3cm 处,以便钉合。(d)翻转位可见胃贲门处形成有效的胃食管阀瓣。(Reprinted with permission from Ref [26].)(见彩图)

    一项多中心的前瞻性研究使用摄像机和超声引导的经口外科钉合器对 69 例患者进行了内镜下前方胃底折叠术,并评估其中的临床经验[26]。最初 6 个月的数据显示该设备安全有效,但需要进一步改进以加强安全性,因此带来了后期研究结果的改善。66 例患者完成了术后 6 个月的随访, 其中 73%的患者 PPI 减量>50%,64.6%的患者停止日剂量的 PPI 治疗,这些患者的 GERD-HRQL 评分都有所改善。常见的不良事件是围术期胸部不适和咽喉痛。在最初的 24 例患者中出现了两种需要干预的严重不良事件(脓胸和胃肠道出血),但在随后的患者中未出现食管损伤。

局限性

    在考虑 MUSE 系统的临床应用之前,需要进行更大的随机研究,并进行更长时间的随访。对持久性和安全性的持续评估正在进行中。

总结

从不同版本的 MUSE 系统中得到的很早期的经验来看,该系统具有潜力,但尚未完全确定,因此仍需随机试验证实。

ARMS

设备

最近,日本学者报道了两个病例系列的临床结果,在该病例系列中,他们使用传统的内镜下息肉切除和解剖工具进行了抗反流黏膜切除术(ARMS)[27]。

治疗过程

ARMS 包括至少 3cm 长(食管内 1cm,胃内 2cm)的内镜下黏膜切除(EMR)和内镜下黏膜下层切开,其中贲门处黏膜切除的长度是由翻转位从胃测量的。ARMS 最好是沿着胃小弯一侧以新月形的方式进行,从而保留贲门上锐利的黏膜瓣(图 7.8)。

数据

在一项研究中,GERD 症状在 ARMS 后显著改善。平均胃灼热评分从 2.7 降低至 0.3(P=0.0011),反流评分从 2.5 降低至 0.3(P=0.0022)。食管动态 24 小时 pH 值监测提示 pH 值<4 的时间百分比从 29.1%降低至 3.1%(P=0.1)[28]。胆汁反流的吸光度>0.14 的时间百分比从 52%降低至 4%(P=0.05)。在两例完全环周切除术中,需要反复球囊扩张

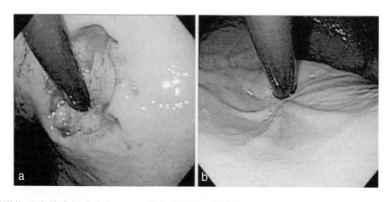

图 7.8 环形抗反流黏膜切除术(ARMS)的内镜随访(翻转位)。(a)环形 ARMS 后即刻。用内镜黏膜切除方法环形切除了约 2cm 宽贲门黏膜。(b)3 年后的表现,提示沿 3 个胃皱襞沿胃小弯侧聚集形成紧密的胃食管连接处。(Reprinted with permission from Ref [28].)(见彩图)

来控制远端食管狭窄。该研究中的所有患者均停止 PPI 治疗。

局限性

虽然这些试验性研究显示出了较好的结果,但还需要进行更大规模的长期随访研究。吞咽困难是一个值得关注的问题。

总结

以上非常有限和无对照的数据来自有经验的日本内镜专家,这些数据将需要更大的试验来证实。

微创手术(腹腔镜)治疗

磁性括约肌(LINX)

设备

LINX 装置由一条磁珠环组成(Torax Medical,Minnesota,USA;图 7.9),通过腹腔镜将其围绕在 EGJ 周围,从而对 LES 的功能产生机械性的增强。该装置分别于 2008 年和 2012 年获 CE(欧洲)和 FDA(美国)批准。该系统使用的是一条小的、可扩张的磁珠环。每个磁珠之间的相互磁性吸引力增强了 LES 压。腔内压力较高时可以克服上述磁力,从而允许有吞咽、打嗝或呕吐等功能。

治疗过程

通过腹腔镜将该装置植入腹腔,并环绕在 EGJ 水平的远端食管周围。沿着膈肌脚的前方进行解剖,形成食管后通道。将食管后方迷走神经干与食管分离开,以防止被磁珠环包绕。通过食管后通道置入一个类似于最终装置的测量工具,以测量食管周径。然后将适当大小的最终装置以相同的方式放置,包绕在食管周围并系紧。

数据

第一篇报道 LINX 装置人体试验的文章发表于 2008 年。该初步研究实施于意大利,纳入了 41 例有胃灼热症状并口服日剂量 PPI 的患者,对其治疗后 1 年的结果进行了报道。患者的 BMI 为 19~38.4(中位数 24.5),排除标准为滑动性 HH>3cm、食管炎分级>洛杉矶分级 A 级或存在 Barrett 食管炎。在植入 LINX 装置后,GERD-HRQL 评分从 26.0 降低至 1.0($P<0.005$)。在术后 3 个月,89% 的患者停止了抗反流药物治疗,79% 的

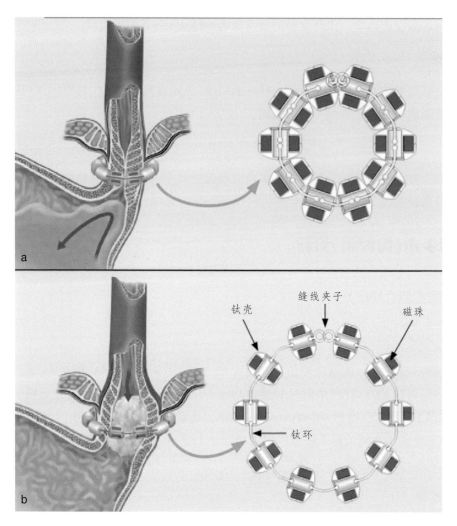

图 7.9   强化下食管括约肌的磁性装置。(a)磁性装置位于关闭状态,有助于预防下食管括约肌的开放和随后的反流。每个磁珠都靠在相邻的磁珠上,从而能预防食管受压。(b)磁性装置位于开放状态,允许食物通过、打嗝和呕吐。(Courtesy of TORAX Medical, Inc.)(见彩图)

患者 24 小时 pH 值监测正常。有趣的是,植入 LINX 装置前后,测压结果无差异,术前和术后平均 LES 压分别为 14.1 和 19.0($P=0.19$)。所有患者都保留了打嗝的能力。然而,17 例(45%)患者出现了轻度的吞咽困难,大部分患者不需要任何治疗可自行缓解,只有一例患者在术后 8 个月时由于持续的吞咽困难而需要将 LINX 装置移除。对上述患者的两年随访结果于 2010 年发表[30],结果与之前相似,86%的患者在术后 2 年停止了 PPI 治疗,90%的患者 pH 值监测正常,未出现移位和腐蚀,无额外的患者需要将该装置移除。

在 2012 年,FDA 小组一致投票认为,提供的数据显示了 LINX 装置的安全性和有效性,因此批准该装置在美国使用[31]。这次批准的基础是一项纳入了 100 例患者的多中心、关键性试验,结果于 2013 年发表[32]。主要的结局指标是食管酸暴露的正常化或酸暴露减少 50% 或更多。在 1 年时,64% 的患者酸暴露减少超过 50% 或酸暴露消失,93% 的患者 PPI 摄入减少 50% 或更多。术后一两年食管炎从 40% 分别降低至 12% 和 11%(P=0.001);然而,有 3 例患者在研究期间出现新发的食管炎。有趣的是,术前有 13% 的患者对 PPI 治疗下的反流情况满意,而术后有 94% 的患者对反流情况满意。只有 2 例患者未能保留呕吐的能力。手术后吞咽困难发生率为 68%,术后 1 年为 11%。19 例患者应行内镜下扩张。3 例患者因严重和持续的吞咽困难而需要在早期(≤3 个月)移除 LINX 装置。另外 3 例患者分别因持续的反流、呕吐和胸痛而需要在晚期(>6 个月)移除该装置。FDA 的批准确实有要求公司主持两项批准后的研究,以进一步评估长期效果和不良事件的发生率:其中一项研究是上述关键性研究队列的 5 年随访;另一项是 5 年 200 例患者的多中心研究。

其他类似的研究也得出了相似的结果。近期一篇文献报道了世界范围内前 1000 例患者的结果,汇集了已发表文章、FDA 和制造商数据库的资料,植入时间的中位数为 274 天。5.6% 的患者需要扩张,其中大多数是在植入(磁珠环)后 3 个月内。有一例患者出现术中并发症(呼吸停止),可能与 LINX 装置无关,再入院率为 1.3%,主要是因为吞咽困难、疼痛或恶心和呕吐。3.4% 的患者移除了 LINX 装置,主要是因为吞咽困难(中位数时间为 94 天)。该文章报道了第一例侵蚀事件:内镜下将暴露的磁珠之间的连接剪断,随后复查内镜提示侵蚀点愈合,3 个月后通过腹腔镜轻松将 LINX 装置移除,无并发症出现。

虽然没有随机对照试验,但关于 LINX 系统和 LARS 的对比试验文章于近期发表[37]。该试验为配对病例-对照研究,每组纳入了 12 例患者。各组患者的年龄、性别、GERD 症状和裂孔疝大小相匹配。LINX 组的手术时间更短,两组的 GERD 症状治愈率相似(75% 对 83%)。LARS 组中有 1/3 的患者出现胀气或腹泻,58% 的患者出现吞咽困难,LINX 组有 83% 的患者出现吞咽困难。LINX 组中有 50% 的患者最终需要行内镜下扩张(效果好),而 LARS 组患者不需要内镜下扩张。

局限性

目前 LINX 系统的适应证类似于关键性研究中的纳入标准,该标准将相当比例的 GERD 患者排除在外,如合并 Barrett 食管炎或 HH>3cm 的患者。此外还存在两个重要的问题:食管周围异物侵蚀的长期风险是什么?该装置对随后行 MRI 检查的影响程度有多大?最初关键性研究的 5 年数据即将公布。

总结

在全世界范围内超过 1600 例的病例中，磁性括约肌强化至今已被证明对位于治疗"空缺"的患者是安全和有效的。它为 GERD 提供了有效的客观和主观解决方案。吞咽困难是该手术最常见的不良反应，很大一部分患者需要内镜下扩张（随后效果好）。到目前为止，侵蚀率很低（1/1000）。与 LARS 相反，实际上，所有患者都保留了打嗝和（或）呕吐的能力。该治疗过程未显著改善胃的解剖，因此必要时可以被逆转。

LES 电刺激（EndoStim）

设备

EndoStim™LES 刺激系统（EndoStim,St.Louis,MO）是一个可植入的电刺激仪器，能输送电能至 LES（图 7.10）。它由三部分组成：一个双极刺激导线、一个可植入的脉冲发生器（IPG）和一个体外编码控制器。刺激导线被植入 LES 并被永久性固定，IPG 被植入在皮下袋中。体外编码控制器可以对 IPG 进行无线检查和编码。电刺激被认为能够增加（LES 的）静息压和控制反流。该装置提供为期 30 分钟的 LES 电刺激——每天多达 12 次——并根据患者的症状和 24 小时 pH 值监测将电刺激安排在餐前和反流事件前。关于该装置有趣的一点是有一个能检测到直立位和卧位的感受器，并且刺激模式

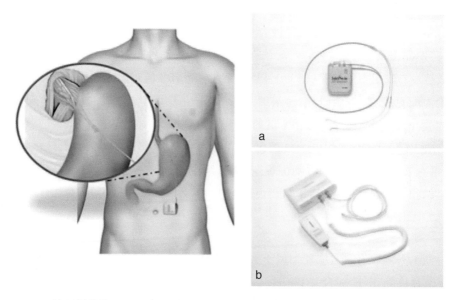

图 7.10　LES 神经刺激器。(a)设备放置图。(b)刺激器和导线。(With kind permission from Springer Science + Business Media: [41])(见彩图)

能根据体位进行调整,从而解决卧位/夜间反流[38]。EndoStim 目前尚未被 FDA 批准,因此未在美国上市。EndoStim 于 2012 获得 CE 批准,因此在欧洲上市。该装置目前正在进行一项旨在招募 45 例患者的国际多中心试验,预计于 2016 年 7 月完成(NCT01574339)。一项新的有潜在应用价值和有趣的研究正在进行,该研究旨在评估 EndoStim 对已行袖状胃切除术患者的 GERD 症状的有效性(NCT02210975)。该研究招募 10 例患者,已于 2016 年完成。

治疗过程

EndoStim 装置是通过腹腔镜植入体内的, 双极电极相距 1cm 缝合在下段食管的前端内。通过内镜确定 Z 线,缝线和电极的放置都是在内镜直视引导下完成的。分开的双极导线沿着导针穿入食管壁,于 Z 线上方食管右前侧浅纵行 15mm。电极放置在 LES 的固有肌层。第二个电极以相似的方式内嵌在食管内,距第一个电极约 10mm。IPG 放置在左上腹的皮下袋中[38]。

数据

一项单一、开放性试验纳入了 24 例患者,对 EndoStim 装置的安全性和有效性进行了评估,其结果是获取 CE 批准的基础。研究者就这项试验发表了三篇文章,分别是报道短期(6 个月)效果、报道长期(1 年)效果和评估近端食管酸暴露的亚组分析[39-41]。纳入标准包括 GERD 患者、PPI 治疗至少部分有效、食管裂孔疝≤3cm 和≤洛杉矶分级 C 级食管。测压标准包括呼气末 LES 静息压≥5mmHg 并≤15mmHg、食管动力正常。6 个月的 GERD-HRQL 评分中位数为 2.0(四分位数间距,IQR=0~5.5),显著优于服用 PPI[9.0(范围 6.0~10.0);$P<0.001$]和停药 PPI[23(21~25);$P<0.001$]的基线值。在 6 个月的随访中,LES 刺激组有 91%(21/23) 的患者停止 PPI 治疗。无严重不良事件的报道。在 1 年时,69% 的患者远端食管 pH 值恢复正常或>50% 缓解,96%(22/23)的患者完全停用了 PPI。与基线相比,3 个月时 58%(14/24)的患者食管炎至少改善一个级别,12 个月时 57%(13/23)的患者食管炎至少改善一个级别。

该装置的一个优势在于电刺激可以依个体需要而使用体外编码器定制。并且还可以添加额外的刺激或在随访过程中改变已有刺激的时间以消除剩余的症状或 pH 值监测中的酸事件。然而,这样也需要耗费大量时间,就如研究方案中所述:术后 4 周、3 个月、6 个月和 12 个月均需要进行 pH 值研究、症状问卷和装置检查。事实上,因为该装置需要在 1 年内多次调整电刺激,所以有一例患者因"与装置和方案要求的多次侵入性检查相关的焦虑"而将该装置移除。远端食管 pH 值结果在术后 12 个月(pH 值<4 的时间为 3.3%)时显著低于术后 3 个月(pH 值<4 的时间为 6.3%)和基线水平(pH 值<

4 的时间为 10.1%；$P<0.001$）。报道的不良事件通常比较轻微（植入点疼痛、恶心），一例患者出现食管痉挛，之后进行了全面的贲门检查。无患者报道胃肠道症状如胀气或不能呕吐或打嗝。

在对该开放性试验的原因分析中，结果显示 GERD-HRQL 和远端食管 pH 值显著改善。PPI 治疗的基线水平有 33% 的患者报道夜间的"不适"胃灼热症状，术后 3 个月时为 0%（$P=0.04$），术后 6 个月时为 7%（$P=0.17$）。在最近的一项研究中，5 例患者均成功地进行了植入，所有患者在全部刺激过程中 LES 压力均显著增加，无任何不良事件发生。另一项原因分析研究了电刺激对近端食管（LES 上方 23cm）酸暴露的影响。总的近端食管酸暴露基线中位数为 0.4%，12 个月时为 0%。远端食管 pH 值从 10.2% 降低至 3.6%。未出现严重的不良事件。结论是该装置可能有助于治疗近端 GERD[41]。LES 电刺激也能改善难治性 GERD 患者的睡眠质量和工作效率[43]。在一项短期的试验性研究中，内镜下植入的临时性刺激导线显著改善患者的 LES 压力，并且对患者的吞咽无影响，也未引起不良事件[44]。

局限性

EndoStim 装置只在一小部分患者中被评估，并且个性化的治疗很耗时耗物，同时也有一定侵入性。尚无与其他治疗对比或植入装置开/关对比的随机试验。需要更长期的数据来证实植入后第一年的阳性效果没有"消退"。MRI 兼容性仍然是一个值得关注的问题。

小结

EndoStim 在小型的队列研究中显示出了极好的安全性和有效性。与 LINX 治疗过程一样，它对 PPI 治疗部分有效的患者来说是一种有效的选择。它的另一个优势是对食管动力和 LES 松弛无影响，尤其是对食管动力差的患者有利。它同样是可逆的，植入时需要轻微损伤局部解剖结构，在改善症状的同时维持呕吐和打嗝的能力。

腹腔镜下 Roux-en-Y 胃旁路术

装置

使用传统的腹腔镜手术器械。

治疗过程

与之前的两种治疗方式不同，腹腔镜下 Roux-en-Y 胃旁路术（LRYGB）不是一个设备也不是新的术式:20 世纪 60 年代,Mason 和 Ito 描述了开放 Roux-en-y 胃旁路术(RYGB),20 世纪七八十年代,学者们研究了 RYGB 对胃酸分泌和反流的作用,强调了近端小袋的建立。

然而,随着世界范围内肥胖的发病率急剧升高,以及明确了 GERD 和肥胖之间的相关性,对这些情况的处理给 LRYGB 带来新的启示。与其他常见的减肥手术如可调节束带术或袖状胃切除术相比,LRYGB 对 GERD 有独特的影响。实际上,除通过减重而产生的间接影响外,RYGB 还直接和彻底地消除了酸反流。LRYGB 包括沿着近端胃的小弯侧创建一个非常小的(<20mL)胃袋。该步骤有效地将大部分产酸细胞与远端食管分开,形成一个"完美的"抗反流结构。在创建好胃小袋后,离屈氏韧带以远 10~15cm 处横断空肠,远断端被提起并与胃小袋相吻合。近断端与距离远断端 40cm 处的空肠吻合形成 Y 形重建。该结构因此不仅能阻止酸而且能阻止胆汁反流进入远端食管。

数据

根据目前国立卫生研究院(NIH)的减肥手术标准,LRYGB 仅适用于 BMI>35kg/m^2 的患者。研究的重点是比较腹腔镜下 Nissen 胃底折叠术(LNF)和 LRYGB 对 GERD 的疗效,并将 LRYGB 作为肥胖性 GERD 患者行 LNF 后复发的"补救"方法。

在一项对比 6100 例 LNF 患者和 21 150 例 LRYGB 患者的大型研究中,两种方法有相似的短期风险,其住院时间(3 天)、死亡率[0.05% 对 0.1%(NS)]和住院费用(13 100 美元对 13 200 美元)相当。LRYGB 患者住院并发症发生率明显低于 LNF 患者(7% 对 10%,$P<0.05$)[49]。

GERD 的有效性评估主要是通过症状问卷完成的。对 152 例行 LRYGB 的 GERD 患者术前和术后的研究显示,胃灼热(87%→22%,$P<0.001$)、反酸(18%→7%,$P<0.05$)和喘息(40%→5%,$P<0.001$)均显著减少。术后 PPI 和 H$_2$ 受体阻滞剂的使用显著减少(44%→9%,$P<0.01$ 和 60%→10%,$P<0.01$)。在一个有 57 例患者的相似研究中,所有患者在 18 个月的随访中均报道 GERD 症状改善或消除。GERD-HRQL 中位数评分<1(范围:0~45,0=无症状,45=严重的)。另一项研究对比了 6 例 LNF 和 6 例 LRYGB 患者,两组的平均 DeMeester 评分在术后都恢复正常。症状评分在两组中均以相似的方式改善(LNF 组为 3.5→0.5,LRYGB 组为 2.2→0.2)。在术后,平均 LES 静息压在 LNF 组较 LRYGB 组升高更多——分别为 12.9→35.5($P=0.003$)和 23.6→29.7($P=0.45$)[52]。

一项对 92 名外科医生进行的国际调查显示,91% 的医生认为 LRYGB 是病态肥胖患者的最佳手术选择,35% 的医生选择什么也不做,也不让这些患者做胃底折叠手术[53]。

从 LNF 改成 LRYGB 已经在小的病例系列中进行了评估。众所周知,这些手术要复杂得多(一项研究中平均手术时间为 6 小时),并发症发生率明显高于标准的 LRYGB。

在 7 例患者中,GERD 症状明显改善,术后平均 GERD-HRQL 评分从 27.9 降至 8.4(P=0.006)。在近期约 50 例患者的研究中,11% 的患者需要再次手术,而 93.3% 的患者在平均 11 个月的随访中症状消失[55]。

局限性

LRYGB 基本上仅限用于病态肥胖患者,其并发症发生率高于上述手术方式,包括吻合口漏或血栓栓塞事件等严重不良事件。

小结

LRYGB 是一种极好的抗反流手术方式, 目前的数据支持将 LRYGB 作为病态肥胖合并 GERD 患者可选择的手术方式。

结论

新设备、内镜和腹腔镜技术被引入并且愈来愈多地用于 GERD(尤其是 PPI 治疗无效)患者的治疗。表 7.5 突出说明了这些治疗方案,并综合了上述数据。内镜医生和外科医生越来越需要处理这样具有挑战性的患者。图 7.11 突出了我们提出的难治性 GERD 患者的处理方案,该方案主要基于潜在的滑动性食管裂孔疝的存在和症状对先前治疗的反应程度。GERD 是一种慢性疾病,它的许多治疗方法在某一时刻可能会失

表 7.5　GERD 的微创治疗

治疗	关键特点
内镜 (不适于>2cm 的滑动性食管裂孔疝)	
Stretta	门诊、简单、安全、长期效果好、副作用小、RCT
TF	门诊、难、安全、长期效果有限、副作用小、RCT
MUSE	门诊、难、安全性和长期效果有效、副作用、无 RCT
ARMS	门诊、需要 EMR 和 ESD 经验、单中心数据、无 RCT
腹腔镜 (可能包括裂孔疝修补术)	
LINX	住院时间短、效率高、简单、很好的安全性和有效性、副作用小、异物担忧、无 RCT
EndoStim	住院时间短、效率高、简单、很好的安全性和有效性、副作用小、异物和电池担忧、无 RCT
胃旁路术	十分有效、仅限于病态肥胖、长期的营养性副作用、无 RCT

RCT,随机对照试验;TF,经口胃底折叠术;ARMS,抗反流黏膜切除术;EMR,内镜下黏膜切除术;ESD,内镜下黏膜下层切开术

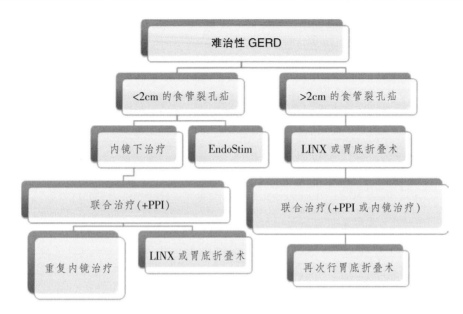

图 7.11　微创、经口和(或)腹腔镜治疗难治性 GERD 方案。治疗选择应基于患者病史、GERD 的决定因素、食管裂孔疝的存在情况、期望的终点和体格检查而高度个体化。对于那些对一种方法无反应的患者,可以考虑另一种方法或者联合使用其他方法。PPI,质子泵抑制剂。

败;因此在特定患者的生命周期内可能需要使用不同的策略。强烈建议在多学科环境和精通所有微创技术的专病中心对患者进行准确的临床评估。

(战秀岚　陈冬 译)

参考文献

1. Finks JF, Wei Y, Birkmeyer JD. The rise and fall of antireflux surgery in the United States. Surg Endosc. 2006;20:1698–701.
2. Broeders JA, Bredenoord AJ, Hazebroek EJ, Broeders IA, Gooszen HG, Smout AJ. Reflux and belching after 270 degree versus 360 degree laparoscopic posterior fundoplication. Ann Surg. 2012;255:59–65.
3. Madalosso CA, Gurski RR, Callegari-Jacques SM, Navarini D, Mazzini G, Pereira MD. The impact of gastric bypass on gastroesophageal reflux disease in morbidly obese patients. Ann Surg. 2015 Jan 20 (Epub ahead of print).
4. Pandolfino JE, Krishnan K. Do endoscopic antireflux procedures fit in the current treatment paradigm of gastroesophageal reflux disease? Clin Gastroenterol Hepatol. 2014;12:544–54. doi:10.1016/j.cgh.2013.06.012 (Epub 2013 June 28).
5. Galindo G, Vassalle J, Marcus SN, Triadafilopoulos G. Multimodality evaluation of patients with gastroesophageal reflux disease symptoms who have failed empiric proton pump inhibitor therapy. Dis Esophagus. 2013;26:443–50. doi:10.1111/j.1442-2050.2012.01381.x (Epub 2012 Aug 2).

6. Boeckxstaens G, El-Serag HB, Smout AJ, Kahrilas PJ. Symptomatic reflux disease: the present, the past and the future. Gut. 2014;63:1185–93. doi:10.1136/gutjnl-2013-306393 (Epub 2014 March 7).

7. Kahrilas PJ, Jonsson A, Denison H, Wernersson B, Hughes N, Howden CW. Impact of regurgitation on health-related quality of life in gastro-oesophageal reflux disease before and after short-term potent acid suppression therapy. Gut. 2014;63:720–6. doi:10.1136/gutjnl-2013-304883 (Epub 2013 July 5).

8. Nicodème F, Soper NJ, Lin Z, Pandolfino JE, Kahrilas PJ. Calculation of esophagogastric junction vector volume using three-dimensional high-resolution manometry. Dis Esophagus. 2014 Aug 1. doi:10.1111/dote.12262 (Epub ahead of print).

9. Subramanian CR, Triadafilopoulos G. Refractory gastroesophageal reflux disease. Gastroenterol Rep (Oxf). 2015;3:41–53. doi:10.1093/gastro/gou061 (Epub 2014 Sept 30).

10. Triadafilopoulos G. Stretta: a valuable endoscopic treatment modality for gastroesophageal reflux disease. World J Gastroenterol. 2014;20:7730–8. doi:10.3748/wjg.v20.i24.7730.

11. Franciosa M, Triadafilopoulos G, Mashimo H. Stretta radiofrequency treatment for GERD: a safe and effective modality. Gastroenterol Res Pract. 2013;2013:783815. doi:10.1155/2013/783815 (Epub 2013 Sept 2).

12. Corley DA, Katz P, Wo JM, Stefan A, Patti M, Rothstein R, et al. Improvement of gastroesophageal reflux symptoms after radiofrequency energy: a randomized, sham-controlled trial. Gastroenterology. 2003;125:668–76.

13. Aziz AM, El-Khayat HR, Sadek A, Mattar SG, McNulty G, Kongkam P, et al. A prospective randomized trial of sham, single-dose Stretta, and double-dose Stretta for the treatment of gastroesophageal reflux disease. Surg Endosc. 2010;24:818–25. doi:10.1007/s00464-009-0671-4.

14. Perry KA, Banerjee A, Melvin WS. Radiofrequency energy delivery to the lower esophageal sphincter reduces esophageal acid exposure and improves GERD symptoms: a systematic review and meta-analysis. Surgical Laparosc Endosc Percutan Tech. 2012;22:283–8.

15. Lipka S, Kumar A, Richter JE. No evidence for efficacy of radiofrequency ablation for treatment of gastroesophageal reflux disease: a systematic review and meta-analysis. Clin Gastroenterol Hepatol. 2014; pii:S1542–3565(14)01504–3. doi:10.1016/j.cgh.2014.10.013 (Epub ahead of print).

16. Noar MD, Lotfi-Emran S. Sustained improvement in symptoms of GERD and antisecretory drug use: 4-year follow-up of the Stretta procedure. Gastrointest Endosc. 2007;65:367–72.

17. Liang WT, Wang ZG, Wang F, Yang Y, Hu ZW, Liu JJ, et al. Long-term outcomes of patients with refractory gastroesophageal reflux disease following a minimally invasive endoscopic procedure: a prospective observational study. BMC Gastroenterol. 2014;14:178. doi:10.1186/1471-230X-14-178.

18. Bell RC, Cadière GB. Transoral rotational esophagogastric fundoplication: technical, anatomical, and safety considerations. Surg Endosc. 2011;25(7):2387–99. doi:10.1007/s00464-010-1528-6 (Epub 2010 Dec 24).

19. Hunter JG, Kahrilas PJ, Bell RC, Wilson EB, Trad KS, Dolan JP, et al. Efficacy of transoral fundoplication vs omeprazole for treatment of regurgitation in a randomized controlled trial. Gastroenterology. 2015;148(2):324–33.e5. doi:10.1053/j.gastro.2014.10.009 (Epub 2014 Oct 13).

20. Trad KS, Simoni G, Barnes WE, Shughoury AB, Raza M, Heise JA, et al. Efficacy of transoral fundoplication for treatment of chronic gastroesophageal reflux disease incompletely controlled with high-dose proton-pump inhibitors therapy: a randomized, multicenter, open label, crossover study. BMC Gastroenterol. 2014;14:174. doi:10.1186/1471-230X-14-174.

21. Bell RC, Barnes WE, Carter BJ, Sewell RW, Mavrelis PG, Ihde GM, et al. Transoral incisionless fundoplication: 2-year results from the prospective multicenter U.S. study. Am Surg. 2014;80:1093–105.

22. Testoni PA, Testoni S, Mazzoleni G, Vailati C, Passaretti S. Long-term efficacy of transoral incisionless fundoplication with Esophyx (Tif 2.0) and factors affecting outcomes in GERD patients followed for up to 6 years: a prospective single-center study. Surg Endosc. 2014 Dec 6 (Epub ahead of print)

23. Ashfaq A, Rhee HK, Harold KL. Revision of failed transoral incisionless fundoplication

by subsequent laparoscopic Nissen fundoplication. World J Gastroenterol. 2014;20:17115–9. doi:10.3748/wjg.v20.i45.17115.

24. Danalioglu A, Cipe G, Toydemir T, Kocaman O, Ince AT, Muslumanoglu M, et al. Endoscopic stapling in comparison to laparoscopic fundoplication for the treatment of gastroesophageal reflux disease. Dig Endosc. 2014;26(1):37–42. doi:10.1111/den.12081 (Epub 2013 April 7).

25. Kauer WK, Roy-Shapira A, Watson D, Sonnenschein M, Sonnenschein E, Unger J, et al. Preclinical trial of a modified gastroscope that performs a true anterior fundoplication for the endoluminal treatment of gastroesophageal reflux disease. Surg Endosc. 2009;23(12):2728–31. doi:10.1007/s00464-009-0479-2 (Epub 2009 April 9).

26. Zacherl J, Roy-Shapira A, Bonavina L, Bapaye A, Kiesslich R, Schoppmann SF, et al. Endoscopic anterior fundoplication with the Medigus Ultrasonic Surgical Endostapler (MUSE™) for gastroesophageal reflux disease: 6-month results from a multi-center prospective trial. Surg Endosc. 2015;29:220–9. doi:10.1007/s00464-014-3731-3. (Epub 2014 Aug 19).

27. Ota K, Takeuchi T, Harada S, Edogawa S, Kojima Y, Inoue T, et al. A novel endoscopic submucosal dissection technique for proton pump inhibitor-refractory gastroesophageal reflux disease. Scand J Gastroenterol. 2014;49:1409–13. doi:10.3109/00365521.2014.978815 (Epub 2014 Nov 11).

28. Inoue H, Ito H, Ikeda H, Sato C, Sato H, Phalanusitthepha C, et al. Anti-reflux mucosectomy for gastroesophageal reflux disease in the absence of hiatus hernia: a pilot study. Ann Gastroenterol. 2014;27:346–351.

29. Bonavina L, Saino GI, Bona D, Lipham J, Ganz RA, Dunn D, et al. Magnetic augmentation of the lower esophageal sphincter: results of a feasibility clinical trial. J Gastrointest Surg. 2008;12:2133–40.

30. Bonavina L, DeMeester T, Fockens P, Dunn D, Saino G, Bona D, et al. Laparoscopic sphincter augmentation device eliminates reflux symptoms and normalizes esophageal acid exposure. Ann Surg. 2010;252:857–62.

31. Panel F. January 11, 2012. 2012 Feb 10;1–295. http://www.fda.gov/downloads/Advisory-Committees/CommitteesMeetingMaterials/MedicalDevices/MedicalDevicesAdvisorvCom-mitte/Gastroenterology-UrologyDevicesPanel/UCM291391.pdf. Accessed 12 June 2015.

32. Ganz RA, Peters JH, Horgan S, Bemelman WA, Dunst CM, Edmundowicz SA, et al. Esophageal sphincter device for gastroesophageal reflux disease. N Engl J Med. 2013;368:719–27.

33. Smith CD, DeVault KR, Buchanan M. Introduction of mechanical sphincter augmentation for gastroesophageal reflux disease into practice: early clinical outcomes and keys to successful adoption. J Am Coll Surg. 2014;218(4):776–81

34. Reynolds JL, Zehetner J, Bildzukewicz N, Katkhouda N, Dandekar G, Lipham JC. Magnetic sphincter augmentation with the LINX device for gastroesophageal reflux disease after U.S. Food and Drug Administration approval. Am Surg. 2014;80:1034–8.

35. Bonavina L, Saino G, Bona D, Sironi A, Lazzari V. One hundred consecutive patients treated with magnetic sphincter augmentation for gastroesophageal reflux disease: 6 years of clinical experience from a single center. J Am Coll Surg. 2013;217(4):577–85.

36. Lipham JC, Taiganides PA, Louie BE, Ganz RA, DeMeester TR. Safety analysis of first 1000 patients treated with magnetic sphincter augmentation for gastroesophageal reflux disease. Dis Esophagus. 2014 March 11. doi:10.1111/dote.12199 (Epub ahead of print).

37. Sheu EG, Nau P, Nath B, Kuo B, Rattner DW. A comparative trial of laparoscopic magnetic sphincter augmentation and Nissen fundoplication. Surg Endosc. 2015;29:505–9. doi:10.1007/s00464-014-3704-6 (Epub 2014 July 11).

38. Crowell MD. Implanted electrical devices and gastroesophageal reflux disease: an effective approach to treatment. Exp Rev Gastroenterol Hepatol. 2013;7:189–91.

39. Rodríguez L, Rodriguez P, Gómez B, Ayala JC, Saba J, Perez-Castilla A, et al. Electrical stimulation therapy of the lower esophageal sphincter is successful in treating GERD: final results of open-label prospective trial. Surg Endosc. 2013;27:1083–92.

40. Rodríguez L, Rodriguez P, Gómez B, Ayala JC, Oksenberg D, Perez-Castilla A, et al. Long-term results of electrical stimulation of the lower esophageal sphincter for the treatment of gastroesophageal reflux disease. Endoscopy. 2013;45:595–604.

41. Hoppo T, Rodríguez L, Soffer E, Crowell MD, Jobe BA. Long-term results of electrical

stimulation of the lower esophageal sphincter for treatment of proximal GERD. Surg Endosc. 2014;28:3293–301.

42. Eypasch E. Electrical stimulation of the lower oesophageal sphincter: an emerging therapy for treatment of GORD. Eur Surg. 2014;46:57–64.

43. Rinsma NF, Conchillo JM, Bredenoord AJ, Ruurda JP, Bouvy DN, van Berge Henegouwen MI, et al. Lower oesophageal sphincter (LES) electrical stimulation improves sleep quality and work productivity in patients with refractory GERD. Surg Endosc. 2014 (in press).

44. Banerjee R, Pratap N, Kalpala R, Reddy DN. Effect of electrical stimulation of the lower esophageal sphincter using endoscopically implanted temporary stimulation leads in patients with reflux disease. Surg Endosc. 2014;28:1003–9.

45. Mason EE, Ito C. Gastric bypass. Ann Surg. 1969;170:329–39.

46. Buckwalter JA. Surgical treatment of morbid obesity with reflux esophagitis. Am Surg. 1982;48:128–30.

47. Mason EE, Printen KJ, Hartford CE, Boyd WC. Optimizing results of gastric bypass. Ann Surg. 1975;182:405–14.

48. Aslam M, Slaughter JC, Goutte M, Garrett CG, Hagaman D, Vaezi MF. Nonlinear relationship between body mass index and esophageal acid exposure in the extraesophageal manifestations of reflux. Clin Gastroenterol Hepatol. 2012;10:874–8.

49. Varela JE, Hinojosa MW, Nguyen NT. Laparoscopic fundoplication compared with laparoscopic gastric bypass in morbidly obese patients with gastroesophageal reflux disease. Surg Obes Relat Dis. 2009;5:139–43.

50. Rrezza EE, Ikramuddin S, Gourash W, Rakitt T, Kingston A, Luketich J, et al. Symptomatic improvement in gastroesophageal reflux disease (GERD) following laparoscopic Roux-en-Y gastric bypass. Surg Endosc. 2002;16:1027–31.

51. Perry Y, Courcoulas AP, Fernando HC, Buenaventura PO, McCaughan JS, Luketich JD. Laparoscopic Roux-en-Y gastric bypass for recalcitrant gastroesophageal reflux disease in morbidly obese patients. JSLS. 2004;8:19–23.

52. Patterson EJ, Davis DG, Khajanchee Y, Swanstrom LL. Comparison of objective outcomes following laparoscopic Nissen fundoplication versus laparoscopic gastric bypass in the morbidly obese with heartburn. Surg Endosc. 2003;17:1561–5.

53. Pagé M-P, Kastenmeier A, Goldblatt M, Frelich M, Bosler M, Wallace J, et al. Medically refractory gastroesophageal reflux disease in the obese: what is the best surgical approach? Surg Endosc. 2013;28:1500–4.

54. Raftopoulos I, Awais O, Courcoulas AP, Luketich JD. Laparoscopic gastric bypass after anti-reflux surgery for the treatment of gastroesophageal reflux in morbidly obese patients: initial experience. Obes Surg. 2004;14:1373–80.

55. Stefanidis D, Navarro F, Augenstein VA, Gersin KS, Heniford BT. Laparoscopic fundoplication takedown with conversion to Roux-en-Y gastric bypass leads to excellent reflux control and quality of life after fundoplication failure. Surg Endosc. 2012;26:3521–7.

第**8**章

LES 增强在早期 GERD 进展中的作用和胃底折叠术对晚期 GERD 的应用

Stephanie G. Worrell, Tom R. DeMeester

前言

　　胃食管反流病(GERD)是世界上最常见的前肠病,约占所有食管疾病的75%[1]。大多数患者症状轻微,通过生活方式的改变和抑酸剂的治疗能够很好地控制[2]。幸运的是,在病程超过5年以上的患者中,只有13%的患者出现了糜烂性改变;不幸的是,在病程超过5年以上的患者中,有10%的患者出现 Barrett 食管炎的改变[3]。在这些患者中,下食管括约肌(LES)从一过性松弛发展到持续性松弛。对于需要外科治疗的胃食管反流病患者来说食管动力的检查是必要的,由于胃肠病学家对抗反流手术的持久性缺乏信心,并且对手术的副作用感到担忧,这一信息在很大程度上被他们忽视了。因此,手术治疗受到了抵制。此外,人们普遍担心,并不是所有的外科医生都有足够的经验来评估食管患者,很多人没有足够的知识来选择适当的抗反流手术方式,有些人没有经过足够的训练来正确地进行手术操作[4,5]。括约肌增强手术的出现,可以让那些有临床标志的早期进行性疾病的患者及早治疗。这将有可能减轻慢性糜烂性食管炎、Barrett 食管炎和食管癌的风险。

LES 增强对胃食管反流病早期进展性疾病的作用

确定 LES 的状态

　　食管下端高压带(LES)的发现,导致在一项药物动力学研究中,发现通过24小时

pH 值监测确诊为胃食管反流病的患者中几乎有一半患者 LES 是正常的,包括在休息时、卧位和整夜禁食后[6]。LES 正常的胃食管反流病患者的病因是由 LES 的动态衰竭引起的,包括胃受压或非受压引起的 LES 的瞬时开放[7,8],被称为 LES 一过性松弛(TLESR),并在 1982 年由 Dodds 首次描述[9]。胃扩张是由于过度饮食或过量的干吞咽而发生的,每次干咽都带着唾液和咽腔的 15mL 空气。吞进胃里的食物和空气如果过多就会引起胃胀气。另一方面,胃扩张的原因是进餐引起的胃肌肉的正常生理放松,即适应性松弛[10]。胃扩张与腹内压升高无关。

对于 TLESR 的发生有两种解释,其中一项主要由胃肠科医师支持,认为 TLESR 是一种由胃内压升高导致的胃胀或非加压扩张(进餐引起的胃适应性放松)引起的神经调节反射[11]。这些条件刺激胃底的伸展感受器,进而刺激迷走神经,将冲动传递到髓质。髓核然后通过迷走神经和膈神经作用于 LES 使其引起长时间的放松,并抑制膈肌角,减少腹段食管长度[12]。

第二种解释的支持者主要是外科医生,认为 TLESR 是由胃内压升高胃膨胀或进餐引起常压松弛导致 LES 长度变短引起。正常情况下,在空腹和卧位休息的情况下,LES 平均长度为 3.6cm,腹内长度为 2.2cm[13]。当胃扩张或膨胀时,由于 LES 一部分并入胃底而引起 LES 长度变短[8]。当胃扩张或扩张过度时,LES 的长度缩短到一定程度时,LES 的压力不能再使贲门保持关闭的状态,贲门开放出现反流[13],这主要发生在进餐的后期[14]。

当 LES 的远端并入胃底时会暴露于胃液,引起炎症并可导致糜烂[8]。如果炎症持续存在,可使腹段 LES 的长度永久短于 1cm,并减弱 LES 对腹压变化的反应能力[15-18]。同样地,持续性的炎症会使 LES 的总长度减少到<2cm,并限制其抵抗胃扩张或非增压扩张的能力[8,13]。在这两种情况下,由于胃胀或扩张造成的 LES 受损从而导致 LES 在腹段长度和整体长度的缩短,广泛的炎症损伤使其 LES 长度逐渐丧失。图 8.1 显示随着 LES 炎症损伤的加重,LES 的功能越来越差。动力学研究发现当 LES 腹部长度<1cm,总长度<2cm,静息压力<6 mmHg 时,LES 功能就会永久丧失[6]。当这三项指征都不正常时,LES 完全被破坏了,应行胃底折叠术来修复[6,19]。

图 8.2 是根据 50 个正常受试者测量值的中位数得出的结果。LES 腹段长度的中位数及第 5 和第 95 百分位数、总长度、压力的正常范围一并被列在表格中。LES 功能永久性丧失的最常见因素是腹部长度,其次是整体长度,再次是低 LES 压力。每个患者引起 LES 一过性功能丧失的原因不尽相同。LES 抵抗腹压增加引起反流的作用依赖于其腹腔固有的长度,抵抗胃膨胀及非压力升高性胃扩张引起反流的作用依赖于其固有的总长度。

LES 功能正常患者在行胃底折叠术后由于正常功能丧失而会引起过度的餐后症

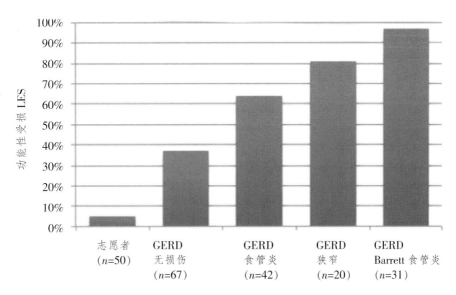

图 8.1　在胃食管反流病患者中，随着食管炎症程度的增加，LES 功能永久丧失的比例相应增加。(Adapted with permission from Ref.[58])

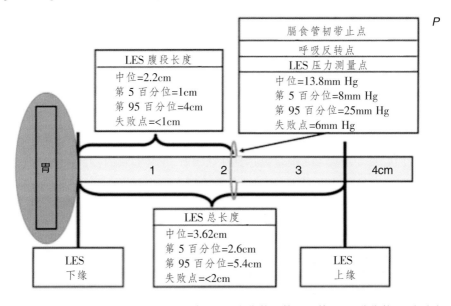

图 8.2　LES 的组成模式：压力、总长度和腹部长度，中位数及第 5 和第 95 百分位数。"失败点"是指食管异常酸暴露时与其他成分的值异常独立的特定成分的值。LES，下食管括约肌。

状(表 8.1)[20]，之所以出现这种情况，是因为它有减弱括约肌的缩短和缓解餐后的扩张或过度膨胀的功能[21]。正如预期的那样，这些患者抱怨腹胀，无法打嗝，以及胃肠胀气带来的社交问题。当 LES 功能部分或完全丧失的患者行胃底折叠术时，这些副作用就

表 8.1　Nissen 胃底折叠术副作用发生率与术前 LES 测压的相关性

	正常 LES(*n*=43)(%)	受损 LES(*n*=57)(%)
气顶综合征	44	23*
胃肠胀气	75	48*

* *P*<0.05(Reprinted with permission from[20])

较少出现且并不那么严重(见表 8.1)[20]。

认识到胃底折叠术对于 LES 功能完全丧失的患者和一过性功能不全的患者的副作用的不同促进了手术治疗的发展,即专门设计手术方式来治疗 LES 一过性功能不全及防止 LES 功能完全丧失[22]。这类手术方式的好处是通过最小的手术分离及最小的副作用或无副作用来改善 LES 的功能[22]。人们希望当胃食管反流病这个进展性疾病的症状及体征刚出现时,这些治疗方式由于它们的有效性及温和性可以早期应用。预计这些治疗方式将阻断 LES 损伤的进程,防止其功能永久失效,避免晚期 GERD 的并发症,并消除 Barrett 食管炎的风险。

如何鉴别需要 LES 增强的患者

胃食管反流病的两种主要治疗方法是长期的抑酸治疗或手术,质子泵抑制剂(PPI)的酸抑制疗法是一线治疗。药物治疗只能降低反流胃酸的酸度,但不能减少反流[23]。因此,接受酸抑制疗法的患者中,有 13%的患者在 5 年内会有疾病的进展[3]。临床的进展标志表明,随着时间的推移,PPI 的效果越来越差。可以通过发生症状缓解不完全、出现新症状、需要增加 PPI 剂量以达到症状缓解、夜间症状的发展以及出现反流和(或)食管外症状来确定 PPI 的无效[3,18]。临床标志(24 小时或 48 小时食管 pH 值监测)的进展与 LES 功能的进一步减弱有关,有研究显示即使进行药物治疗也不能阻止 LES 功能的进一步减弱及食管炎的进展[3]。

腹腔镜手术一直以来因描述详尽的副作用,由于手术医生的经验不足所致的手术效果不确定性和高的复发率而受到困扰。因此在疾病发展的早期,尽管患者有临床症状及疾病进展的临床标志,医生还是不愿转诊患者去手术治疗。关于患者对腹腔镜手术的看法的研究表明,90%的人担心手术的长期失败,75%的人担心手术后出现吞咽困难的可能性,41%的人担心还需要再次手术[25]。此外,患者还担心术后会出现新的症状,如 31%~44%的患者出现腹胀,47%~57%的患者出现胃肠胀气、无法打嗝或呕吐[26-28]。

因此,有理由认为,患有渐进性疾病的患者会因为药物治疗的无效以及缺乏可靠的、持久的、无副作用的手术解决方案而感到沮丧。他们所担心的具体问题是:在服用

PPI 的情况下症状仍持续存在、终身依赖药物治疗、在服药情况下疾病仍进展、药物治疗的副作用、外科胃底折叠术的最终效果和副作用等方面。他们在问自己：从长远来看这对我意味着什么？药物治疗和腹腔镜胃底折叠术的局限性使这组患者处于模棱两可的位置，要么忍受终身服药并且症状不能完全缓解、疾病还可能会进展的风险，要么承受改变胃解剖结构并有很大副作用，且可能不会逆转的手术治疗的风险（表 8.2）。要了解这些因素有多重要，这反映在抗反流手术的数量上。目前，在美国每年的胃底折叠术数量不到 3 万，是不到 20 万接受治疗的胃食管反流病患者的 1%[29]。幸运的是有一种新的治疗方式可以帮助那些因药物治疗无效，担心手术治疗的副作用及考虑持久性而感到沮丧的患者。对这些患者进行适当的评估可以识别出那些可能处于早期、进行期的患者，使用可增强 LES 功能的新设备进行手术，在早期干预中获益。

对 LES 认识的提高使能够增强 LES 功能但不导致副作用的技术得以发展，这些治疗方式适用于通过 PPI 治疗不能完全缓解症状的早期胃食管反流病的患者。在临床试验中，这些患者酸暴露增加，食管体部功能正常，LES 功能正常或接近正常。如上所述，胃膨胀及非压力性胃扩张引起的 LES 总长度缩短，导致了这些患者的 LES 功能逐渐丧失。对这些患者来说，一种很有前途的手术疗法是植入一种新设备，专门用于增强现有 LES 的功能，且不像胃底折叠术那样改变解剖结构，不增加腹段 LES 的长度。有三种这样的治疗方式：通过射频消融减少对 LES 自身的顺应性来增强 LES 的功能[30]，通过电刺激增加它的神经紧张性并降低它的顺应性[31]，通过磁珠环来防止 LES 功能的丧失[22]。其中，最广泛的临床经验是使用一种叫做 LINX 的装置来增加磁性括约肌。当胃膨胀或非压力性扩张时，LINX 弥补了 LES 因总长度减少引起的功能减弱[32]。这个过程只需要有限的解剖空间，不会改变食管的解剖结构，副作用最小，而且是可逆的（表 8.3）。这个过程需要植入一个名为 LINX 的装置，它是由一根独

表 8.2　Nissen 胃底折叠术的副作用（长期随访，*n*>100）

	开放性 1986(1) (%)	腹腔镜 1998(2) (%)	腹腔镜 2006(3) (%)	腹腔镜 2011(4) (%)
不能嗳气	36	20	——	——
不能呕吐	63	25	——	——
胃肠胀气增多	38	47	40	57
腹胀	15	44	31	40
持续吞咽困难	3	2	2	11

Created with data from [20] (Open series, median follow–up 5 year.);[25] (Lap series, mean follow–up 21 mo.);[26] (Lap series, follow–up 10 year.);[27] (Lap series, follow–up 5 year)

表 8.3　LINX 治疗后的副作用

	手术内镜	NEJM	美国学院手术
随访时间(月)	48	36	36
吞咽困难(中至重度以上)	0%[a]	0%[a]	0%[b]
嗳气能力	95%	98%	99%
呕吐能力	95%	98%	99%

NEJM,《新英格兰医学杂志》

[a] 每次不良反应事件

[b] 每次 GERD–HRQL 评分>3

立的金属线连接起来的磁珠环构成,经由腹腔镜放置在胃食管结合处。

　　手术范围很小,不改变食管膈肌裂孔,保留膈食管膜。在需要时 LINX 设备可以很容易地拆除,因此如果以后需要的话还可以做胃底折叠术。更重要的是,LINX 设备几乎不会产生持久的副作用,其设计即是以不会影响以后的胃底折叠术治疗为目的。目的是治疗方法更标准化、更温和、适用且易被早期的胃食管反流病患者接受。对 LINX 的初步研究显示这一治疗方式可以改善对 PPI 治疗部分应答患者的 GERD-HRQL 评分。术后 5 年,85%的患者不再需要使用 PPI。

　　食管酸暴露中位数正常,胀气副作用不到 2%,术后吞咽困难小于 1%,98%的患者术后保持呕吐和嗳气的能力(见图 8.3)[32,33]。到目前为止,LINX 设备已经在全球 1000 多名患者中植入,其结果已经证实了它的安全性和有效性[32]。目前还不确定 LINX 能否有效治疗 LES 功能完全丧失的患者,因此目前较严重的患者,如食管裂孔疝>大于 3CM、内镜下 C 级或 D 级食管炎、内镜下 Barrett 食管炎的患者,不建议行 LINX 治疗,应该用传统的胃底折叠术来治疗。将来的研究将会比较 LINX 技术与不同程度的胃底折叠术对反流的控制及副作用。在一个比较 LINX 和 Nissen 胃底折叠术的对照试验中,参与试验的患者反流严重程度相同,1 年后的结果显示二者对于症状的控制及 PPI 的使用方面的获益是相同的,但 LINX 组患者的胀气副作用明显要少[34]。应该说明的是,LINX 设备并不是要取代 Nissen 胃底折叠术,而是想要在胃食管反流病发病早期,在 LES 功能没有减弱或稍有减弱时应用,以防止 LES 功能的完全丧失及发展到胃食管反流病的终末期,使病情变得复杂。图 8.3 是一种治疗 GERD 患者的手术治疗算法,可以帮助选择正确的手术治疗方式。

　　LINX 磁珠环置入原则要求要有合适的大小、位置、定位,在食管后建立隧道,隧道在食管后壁与后迷走神经之间,LINX 通过这条隧道建立起来。食管膈肌裂孔及膈食管膜解剖结构没有改变(图 8.4)。在 LINX 植入过程中保护膈食管韧带的完整性是必要

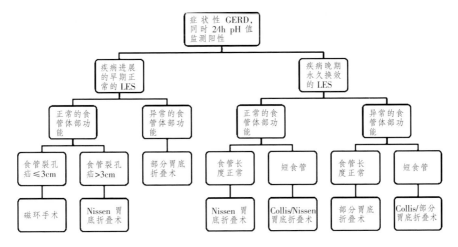

图 8.3　胃食管反流病手术治疗的算法。

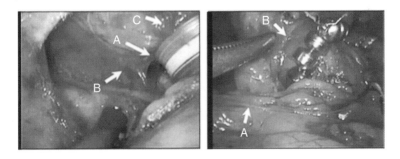

图 8.4　安装 LINX 设备。（左图）用于植入 LINX 装置的外科解剖。(A)通过外科手术做成的隧道,位于食管的后壁和后迷走神经之间。(B)后迷走神经。(C)食管。（右图）LINX 装置,一个磁性微珠环,它合适的植入位置在食管胃交界处。(A) 前迷走神经的肝分支。(B) 插入膈食管膜。(Reprinted with permission from [59])

的,因为韧带的功能是维持患者的腹段食管的长度。与胃底折叠术相比胃底折叠术将食管膈肌裂孔完全打开了,LES 被胃底包绕着, 包绕 LES 的胃底部分可以传递腹压。置入 LINX 过程的关键标准步骤列在表 8.4 中,关于 LINX 设备置入的详细步骤已经发表,可供参考[33]。

胃底折叠术治疗终末期胃食管反流病括约肌功能永久性丧失

如何鉴定需要括约肌重建的患者

过去 50 多年手术治疗胃食管反流病的经验表明,症状典型、用药物治疗效果好或

表 8.4　置入 LINX 的关键标准步骤

从横膈和左侧膈肌角表面移动胃底

在略高于左右膈肌角交汇处沿左膈肌角下前缘打开筋膜 1~2cm

从左侧经筋膜切口及食管后切开一条大约 1cm 的"隧道"

打开前迷走神经肝分支上方和下方的胃肝韧带

在左右膈肌角交汇处上方 1~2cm 沿着右膈肌角下前缘打开筋膜

通过缓慢而温和的解剖来找出后迷走神经,同时将胃向前、下方向牵拉

在胃食管结合处上方的食管后方,从右向左在后迷走神经和食管后壁间建立"隧道"

通过"隧道"拉进 1/4 烟卷式引流管

如果需要的话可将胃食管结合处前面的脂肪垫移除或在食管后"隧道"水平位置穿过脂肪垫

在胃食管结合处水平测量食管周长

通过"隧道"和食管周围植入大小合适的 LINX 设备

可能的话,可以通过胃镜检查来调整 LINX 设备在胃食管结合处的位置

较好、食管 pH 值监测阳性的患者手术效果好,当这三种情况都存在时,97% 的患者手术治疗效果圆满[29]。一般来说,症状典型的患者的药物治疗效果好,手术治疗成功的可能性就大,但当食管 pH 值监测正常时,只有 16.7% 的患者手术效果好,如果食管 pH 值监测阳性时,这一比例是 89.8%,这充分说明能预测治疗效果的最强指标是食管 pH 值监测[29]。

　　目前最好的关于药物治疗和胃底折叠术之间的随机对照试验是长期服用艾司奥美拉唑和胃底折叠术治疗慢性胃食管反流病(LOTUS)之间的比较试验[27]。为使 Nissen 胃底折叠术标准一致, 有 40 名外科医生入选该试验。入选的医生必须每年行 Nissen 胃底折叠术 20 例以上,手术例数不低于 40 例,这样做的目的是避免没有经验的外科医生参与该研究。需要 6 个月的导入期来验证艾司奥美拉唑 40mg/d 的临床反应,这是因为通过艾司奥美拉唑的治疗仅有 70% 的患者症状可以持续得到控制, 只有对艾司奥美拉唑治疗有反应的患者才被随机分配到手术治疗组和药物治疗组,对艾司奥美拉唑治疗有部分反应或治疗困难的患者不得入组[34]。对药物治疗有部分反应或治疗困难的患者可能存在 LES 永久性的结构破坏,他们入组可能会影响药物治疗组的有效性[35]。该试验对药物治疗失败的定义是:每日 2 次,每次 20mg 艾司奥美拉唑治疗,持续 8 周,症状不能控制。手术治疗失败的定义是:通过手术治疗症状不能控制,或还需要艾司奥美拉唑来治疗, 出现吞咽困难需要再次手术治疗或有任何其他症状需要再次手术治疗。以此来定义,5 年后有 92% 的药物治疗患者和 85% 的手术治疗患者症状仍处于缓解状态($P=0.048$)[27]。试验的其他最终结果如表 8.5 所示,且表明 PPI 治疗的缺点是反

流的持续存在,手术治疗的缺点是吞咽困难、胃肠胀气。

与胃食管反流病相关的解剖异常,如短食管、食管狭窄、大的滑动性食管裂孔疝,能显著地加大手术的复杂性,影响手术治疗效果。之前抗反流术失败的病史强烈地预示下次手术治疗也会失败。再次手术的成功率约为 80%, 第三次手术的成功率为 50%。因为后者足够高,所以很多外科医生考虑要对这些患者行食管切除术治疗[36-40]。

食管酸暴露增加、充足的食管体功能和 LES 完全被破坏的症状性患者是 LES 重建手术的候选者。这通常发生在以难于愈合的食管炎、反流性狭窄或长段 Barrett 食管炎为表现的严重 GERD 患者中。胃底折叠术最适用于这些患者, 以恢复腹段食管长度、食管总长度和 LES 压力,并确保腹段食管暴露于腹内压的变化中。已经证明,完全胃底折叠术较部分胃底折叠术更具有使食管酸暴露正常化的优势,在具有足够的食管体部功能的患者中则更确切[35,41]。

胃底折叠的程度选择取决于食管体部收缩的幅度和蠕动波形的异常率[42],在食管远端 2/3 的总体收缩波幅<20mmHg 和(或)正常蠕动波形<50%的患者可能更适合部分胃底折叠术。部分胃底折叠术由于 LES 静息压力和松弛压较低而可能具有较低的流出阻力[42]。多个随机试验比较了完全胃底折叠术与部分胃底折叠术的结果,这些试验结果相互矛盾。最近发表的一项荟萃分析试图分析前置 180°胃底折叠术与 Nissen 完全胃底折叠术的疗效。1 年的食管酸暴露分析,虽然没有统计学意义,倾向于 Nissen 完全胃底折叠术,5 年的再手术率,虽然没有统计学意义,也倾向于 Nissen 完全胃底折叠术[43]。

此外,14 年随访的类似随机试验的结果显示,前置 180°胃底折叠术的食管酸暴露比 Nissen 完全胃底折叠术有显著统计学意义(pH 值<4 的时间百分比,11%对 2.8%,P=0.027),这表明前置 180°胃底折叠术的效果随时间而恶化[44]。这些发现提出了一个有力的论点,即 Nissen 完全胃底折叠术随着时间的推移可能是最有效和稳健的。此外,预计副作用较少的部分胃底折叠术的好处并不能随着时间的推移继续保持优势。

表 8.5　LOTUS 试验,治疗后 5 年的症状

	PPI(*n*=192)(%)	Nissen 胃底折叠术(*n*=180)(%)	*P* 值
胃烧热	16	8	0.14
反流	13	2	0.001
吞咽困难	5	11	0.001
胀气	28	40	0.001
排气增多	40	57	0.001
严重不良事件	24	29	> 0.05

是否存在短食管是患者抗反流手术评估的关键。食管动力检查 LES 的腹段食管长度<1cm 提示存在短食管的可能。表明可能存在短食管的临床标志包括直立位钡餐检查显示有不可还纳性食管裂孔疝、食管狭窄、长段 Barrett 食管炎、先前抗反流手术史[25,47]。在这种情况下，手术治疗可能需要采用 Collis 胃成形术来增加食管的长度。胃底折叠术在成形的管状胃上完成。胃底折叠的程度，完全或部分地取决于食管体部的动力评估[42]。

括约肌重建技术

在发现 LES 之前，Rudolph Nissen 于 1956 年首次描述了进行完全胃底折叠术的技术[31,49]。时间已证明该手术是一种强大而有效的抗反流术式。它的设计是通过构造非生理性的解剖阀瓣以防止胃食管反流。因此，它的缺点是副作用的发生率较高，即餐后腹胀、无法打嗝或呕吐，以及 1%~2% 的持续性吞咽困难发生率。经腹部或使用腹腔镜进行的完全胃底折叠术的详细描述已经发表，可供参考[25,50]。最近，已经开发了一种通过经口方法进行该手术的装置，并且被称为 TIF 手术。该装置的长期预后和疗效仍然未知，并且该装置与腹腔镜胃底折叠术没有对比研究。

由于修复后食管裂孔疝重新疝入胸腔或折叠瓣滑向胃部而导致 15% 的晚期失败率，已使完全胃底折叠术陷入困境。两者都可导致反复发作的反流和（或）吞咽困难[39]。大多数外科医生认为胃底折叠滑脱实际上是一种错位的胃底折叠术。

术后早期暂时性吞咽困难是所有抗反流手术的常见现象。它通常发生在手术后 6 周内，是由于手法引起的组织水肿。多达 80% 的患者在手术后的前 3 个月内会出现暂时性吞咽困难，并在 12 个月内逐渐消退（图 8.5）[25]。10% 的患者轻度间歇性吞咽困难可持续长达两年。永久性吞咽困难仅发生在 2% 的患者[51]。这可能是由于技术错误造成的，例如胃底折叠过紧、过长或扭曲，将胃底折叠置于在错误的位置，或者膈裂孔关闭太紧密[52,53]。偶尔情况下，持续性吞咽困难可能是由于构建胃底折叠术的胃底组织内未被吸收的血肿引起的。

完全胃底折叠术的流出阻力增加，而部分胃底折叠术的流出阻力增加较小。在 LES 上缘上方 5cm 处测量的食团内压力>20mmHg，表明存在足够的阻力来干扰推注运输并引起持续的吞咽困难。食管扩张治疗的持续获益通常很小。如果吞咽困难严重，可能需要修正胃底折叠术以缓解症状。在做出再次手术决定之前，先对患者进行观察 12 个月是明智的。只有在彻底调查吞咽困难的原因后才能再次手术。再次手术的类型取决于食管体部的功能状态。如果食管体部收缩幅度总体超过 20mmHg，可再次行完全胃底折叠术，并且在使用 60Fr 探条、在静止时位置不发生移动、保证足够的折叠瓣、没有张力的情况下在 1.5~2cm 的距离内构建胃底折叠。如果不能满足这些条件，则应

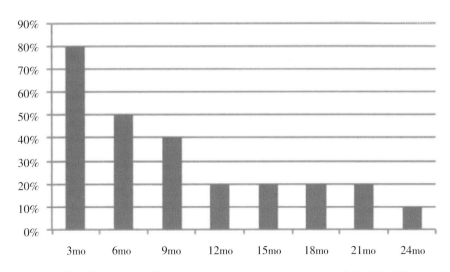

图 8.5　Nissen 胃底折叠术后的吞咽困难发生率(%)，仅有 2% 的患者出现永久性吞咽困难，这可能是由于技术错误导致(Adapted with permission from [25])

进行部分胃底折叠术。

　　完全胃底折叠术的另一个副作用是腹胀，排气增多，无法嗳气或呕吐(见表 8.2)。如上所述，这些副作用在 LES 正常的患者中更为常见(见表 8.1)。排气增多比腹胀更常见，并且通常在 6 个月内问题并不严重[54,55]。对于持续存在的该副作用尚无有效治疗方法。不能通过扩张或重做部分胃底折叠术来缓解这些症状[56]。

　　当术前或术中发现短食管时，必须使食管的腹内长度足够长。游离后的远端食管在没有张力的情况下如果腹段长度不能达到 2cm 及以上，则需要延长食管。未能获得足够长的腹段食管是导致疝复发、滑脱或修复破坏的主要原因。20%~33% 的患者腹腔内食管长度不足，而在有张力状态下构建的胃底折叠将导致手术失败[57]。John Leigh Collis 介绍了一种延长食管的技术，被称为胃成形术[48]。该手术沿着胃小弯构建与食管相连续的 4~5cm 管状胃[48]。这使食管延长至少 4cm，但不会移动 LES 的位置。虽然胃成形术本身确实支持 LES 对腹压变化的反应，但效果不一致。在管状胃周围完成部分或完全胃底折叠术，以将腹腔内压力传递并施加到新食管。这种组合技术提供了一种处理短食管的可接受方式。对于缺乏经验的食管外科医生来说，短食管的处理——特别是在腹腔镜下——是有难度的，因此他们倾向于忽视或否认它的存在。

结论

　　在过去的 50 年中，GERD 的外科治疗经历了一个变革。对 LES 的认识，以及对

LES 一过性和永久失效这两种病因的认识强烈地影响了这一演变过程。抗反流手术现在比以往任何时候都需要适当的患者选择、适当的术式选择，以及适当的实施手术。胃底折叠术是安全的，可明显地改善症状，并减少食管酸暴露至低于正常水平。然而，它改变了胃和食管裂孔的解剖结构，这可能导致疝的形成、滑脱，或抗反流手术失败，并导致副作用而烦扰患者。胃底折叠术对早期患者的治疗可能矫枉过正。新的外科手术已被开发用于早期疾病和 LES 正常或接近正常，但胃膨胀或胃扩张而导致 LES 功能降低的患者。在这些术式中，被最广泛研究的是 LINX 设备。它安全有效，减少食管酸暴露，保留胃和食管的解剖结构，并具有最小的副作用。现代的外科抗反流手术正朝着利用胃底折叠术的方式来治疗 LES 功能丧失、症状不能控制的胃食管反流病晚期患者，利用括约肌增强术用于那些尽管服用 PPI 治疗但还是有一些症状和体征的早期患者的方向发展。

(纪涛 译)

参考文献

1. DeMeester TR, Stein HJ. Surgical treatment of gastroesophageal reflux disease. In: Castell DO, editor. The esophagus. Boston: Little, Brown; 1992. p. 579–626.
2. Tutuian R, Castell DO. Management of gastroesophageal reflux disease. Am J Med Sci. 2003; 326(5):309–18.
3. Malfertheiner P, Nocon M, Vieth M, Stolte M, Jaspersen D, Koelz HR, et al. Evolution of gastro-oesophageal reflux disease over 5 years under routine medical care-the ProGERD study. Aliment Pharmacol Ther. 2012;35(1):154–64.
4. Bell RH. Why Johnny can't operate? Surgery. 2009;146(4):533–42.
5. Brown CN, Smith LT, Watson DI, Devitt PG, Thompson SK, Jamieson GG. Outcomes for trainees vs experienced surgeons undertaking laparoscopic antireflux surgery: is equipse achieved? J Gastrointest Surg. 2013;17(7):1173–80.
6. Zaninotto G, DeMeester TR, Schwizer W, Johansson KE, Cheng SC. The lower esophageal sphincter in health and disease. Am J Surg. 1988;155(1):104–11.
7. Holloway RH, Hongo M, Berger K, McCallum RW. Gastric distension: a mechanism for postprandial gastroesophageal reflux. Gastroenterology. 1985;89(4):779–84.
8. Ayazi, S, Tamhankar A, DeMeester TR, Zehetner J, Wu C, Lipham JC, et al. The impact of gastric distension on the lower esophageal sphincter and its exposure to acid gastric juice. Ann Surg. 2010;252:57–62.
9. Dodds WJ, Dent J, Hogan WJ, Helm JF, Hauser R, Patel GK, et al. Mechanics of gastro-esophageal reflux in patients with reflux esophagitis. N Engl J Med. 1982;307(25):1547–52.
10. Jahnberg T, Martinson J, Hulten L, Fasth S. Dynamic gastric response to expansion before and after vagotomy. Scand J Gastroenterol. 1975;10:593–8.
11. Scheffer RC, Akkermans LM, Bais JE, Roelofs JM, Smout AJ, Gooszen HG. Elicitation of transient lower oesophageal sphincter relaxations in response to gastric distension and meal ingestion. Neurogastroenterol Motil. 2002;14(6):647–55.
12. Kwiatek MA, Post J, Pandolfino JE, Kahrilas PJ. Transient lower oesophageal sphincter relaxation in achalasia: everything but LOS relaxation. Neurogastroenterol Motil. 2009;21:1294–302.
13. Bonavina L, Evander A, DeMeester TR, Walther B, Cheng SC, Palazzo L, et al. Length of the distal esophageal sphincter and competency of the cardia. Am J Surg. 1986;151(1):25–34.
14. Mason RJ, Oberg S, Bremner CG, Peters JH, Gadenstätter M, Ritter M, et al. Postprandial gastroesophageal reflux in normal volunteers and symptomatic patients. J Gastrointest Surg. 1998;2(4):342–9.

15. DeMeester TR, Wernly JA, Bryant GH, Little AG, Skinner DB. Clinical and in vitro analysis of determinants of gastroesophageal competence. A study of the principles of antireflux surgery. Am J Surg. 1979;137(1):39–46.

16. O'Sullivan GC, DeMeester TR, Joelsson BE, Smith RB, Blough RR, Johnson LF, et al. Interaction of lower esophageal sphincter pressure and length of sphincter in the abdomen as determinants of gastroesophageal competence. Am J Surg. 1981;143:40–7.

17. Johnson LF, Lin YC, Hong SK. Gastroesophageal dynamics during immersion in water to the neck. J Appl Physiol. 1975;38(3):449–54.

18. Falkenback D, Oberg S, Johnsson F, Johansson J. Is the course of gastroesophageal reflux disease progressive? A 21-year follow-up. Scand J Gastroenterol. 2009;44(11):1277–87.

19. Lord RV, DeMeester SR, Peters JH, Hagen JA, Elyssnia D, Sheth CT, et al. Hiatal hernia, lower esophageal sphincter incompetence, and effectiveness of Nissen fundoplication in the spectrum of gastroesophageal reflux disease. J Gastrointest Surg. 2009;13(4):602–10.

20. DeMeester TR, Bonavina L, Albertucci M. Nissen funodplication for gastroesophageal reflux disease. Evaluation of primary repair in 100 consecutive patients. Ann Surg. 1986;204(1):9–20.

21. Mason RJ, DeMeester TR, Lund RJ, Peters JH, Crookes P, Ritter M, et al. Nissen fundoplication prevents shortening of the sphincter during gastric distension. Arch Surg. 1997;132(7):719–24.

22. Lipham JC, DeMeester TR, Ganz RA, Bonavina L, Saino G, Dunn DH, et al. The LINX reflux management system: confirmed safety and efficacy now at 4 years. Surg Endosc. 2012;26(10):2944–9.

23. Hemmick GJM, Bredenoord AJ, Weusten BLAM, Monkelbaan JF, Timmer R, Smout AJ. Esophageal pH-impedance monitoring in patients with therapy-resistant reflux symptoms: on or off proton pump inhibitor? Am J Gastroenterol. 2008;103:2446–53.

24. Fass R. Alternative therapeutic approaches to chronic proton pump inhibitor treatment. Clin Gastroenterol Hepatol. 2012;10:338–45.

25. Peters JH, DeMeester TR, Crookes P, Oberg S, de Vos Shoop M, Hagen JA, et al. The treatment of gastroesophageal reflux disease with laparoscopic Nissen fundoplication: prospective evaluation of 100 patients with "typical" symptoms. Ann Surg. 1998;228(1):40–50.

26. Dallemage B, Weerts J, Markiewicz S. Clinical results of laparoscopic fundoplication at ten years after surgery. Surg Endosc. 2006;20:159–65.

27. Galmiche JP, Hatlebakk J, Attwood S, Ell C, Fiocca R, Eklund S, et al. Laparoscopic antireflux surgery vs esomeprazole treatment for chronic GERD: the LOTUS randomized clinical trial. JAMA. 2011;305(19):1969–77.

28. Finks JF, Wei Y, Birkmeyer JD. The rise and fall of antireflux surgery in the United States. Surg Endosc. 2006;20(11):1698–701.

29. Campos GMR, Peters JH, DeMeester TR, Oberg S, Crookes PF, Tan S, et al. Multivariate analysis of the factors predicting outcome after laparoscopic Nissen fundoplication. J Gastrointestinal Surg. 1999;3:292–300.

30. Rodriguez L, Rodriguex P, Gomez B, Ayala JC, Oksenberg D, Perez-Castilla A, et al. Long-term results of electrical stimulation of the lower esophageal sphincter for the treatment of gastroesophageal reflux disease. Endoscopy. 2013;45:595–604.

31. Wendling MR, Melvin WS, Perry KA. Impact of transoral incisionless fundoplication (TIF) on subjective and objective GERD indices: a systematic review of the published literature. Surg Endosc. 2013;27:3754–61.

32. Lipham JC, Louie BE, Smith CD, Ganz RA, Demeester TR. Safety analysis of the first 1000 patients treated with magnetic sphincter augmentation for gastroesophageal reflux disease. Dis Esophagus. 2014;27:1–4.

33. Bonavina L, Saino G, Lipham JC, Demeester TR. LINX reflux management system in chronic GERD: a novel effective technology for restoring the natural barrier to reflux. Ther Adv Gastroenterol. 2013;6(4):261–8.

34. Reynolds JL, Zehetner J, Wu P, Shah S, Bildzukewicz NA, Lipham JC. Laparoscopic magnetic sphincter augmentation versus laparoscopic Nissen fundoplication: a matched-pair analysis of 100 patients. J Am Coll Surg. 2015;221:123–128.

35. Klaus A, Gadenstaetter M, Muhlmann G, Kirchmayr W, Profanter C, Achem SR, et al. Selection of patients with gastroesophageal reflux disease for antireflux surgery based on esopha-

geal manometry. Dig Dis Sci. 2003;48(9):1719–22.

36. Watson TJ, DeMeester TR, Kauer WKH, Peters JH, Hagen JA. Esophageal replacement for end-stage benign esophageal disease. J Thorac Cardiovasc Surg. 1998;115:1241–9.

37. Madenci AL, Reames BN, Chang AC, Lin J, Orringer MB, Reddy RM. Factors associated with rapid progression to esophagectomy for benign disease. J Am Coll Surg. 2013;217(5):889–95.

38. Gadenstatter M, Hagen JA, DeMeester TR, Ritter MP, Peters JH, Mason RJ, et al. Esophagectomy for unsuccessful antireflux operations. J Thorac Cardiovasc Surg. 1998;115(2):296–300.

39. Richter JE. Gastroesophageal reflux disease treatment: side effects and complications of fundoplication. Clin Gastroenterol Hepatol. 2013;11(5):465–71.

40. Smith CD, McClusky DA, Rajad MA, Lederman AB, Hunter JG. When fundoplication fails: redo? Ann Surg. 2005; 241:861–71.

41. Fernando HC, Luketich JD, Christie NA, Ikramuddin S, Schauer PR. Outcomes of laparoscopic toupet compared to laparoscopic Nissen fundoplication. Surg Endosc. 2002;16(6):905–8.

42. Lund RR, Wetcher GJ, Raiser F, Glaser K, Perdikis G, Gadenstätter M, et al. Laparoscopic toupet fundoplication for gastroesophageal reflux disease with poor esophageal body motility. J Gastrointest Surg. 1997;1(4): 301–8.

43. Broeders JA, Roks DJ, Ahmed Ali U, Watson DI, Baigrie RJ, Cao Z, et al. Laparoscopic anterior 180-degree versus Nissen fundoplication for gastroesophageal reflux disease: systematic review and meta-analysis of randomized clinical trials. Ann Surg. 2013;257(5):850–9.

44. Broeders JA, Broeders EA, Watson DI, Devitt PG, Holloway RH, Jamieson GG. Objective outcomes 14 years after laparoscopic anterior 180-degree partial versus Nissen fundoplication: results from a randomized trial. Ann Surg. 2013;258(2):233–9.

45. Broeders JA, Roks DJ, Jamieson GG, Devitt PG, Baigrie RJ, Watson DI. Five-year outcome after laparoscopic anterior partial versus Nissen fundoplication: four randomized trials. Ann Surg. 2012;255(4):637–42.

46. Mardani J, Lundell L, Engstrom C. Total or posterior partial fundoplication in the treatment of GERD. Ann Surg. 2011;253(5):875–8.

47. Gastal OI, Hagen JA, Peters JH, Campos GM, Hashemi M, Theisen J, et al. Short esophagus: analysis of predictors and clinical implications. Arch Surg. 1999;134(6):633–6.

48. Collis JL. An operation for hiatus hernia with short oesophagus. Thorax. 1957;12:181–8.

49. Nissen R. Eine einfache operation zur beeinflussung der refluxoesophagitis. Schweiz Med Wochenschr. 1956;86:590–2.

50. Nissen R. Gastropexy and fundoplication in surgical treatment of hiatal hernia. Am J Dig Dis. 1961;6:954–61.

51. Hunter JG, Swanstrom L, Waring JP. Dysphagia after laparoscopic antireflux surgery. The impact of operative technique. Ann Surg. 1996;224(1):51–7.

52. Rossman F, Brantigan CO, Sawyer RB. Obstructive complications of the Nissen fundoplication. Am J Surg. 1979;138:860–8.

53. Ellis FH, Crozier RE. Reflux control by fundoplication: a clinical and manometric assessment of the Nissen operation. Ann Thorac Surg. 1984;38:387–92.

54. DeMeester TR, Johnson LF, Kent AH. Evaluation of current operations for the prevention of gastroesophageal reflux. Ann Surg. 1974;180:511–25.

55. Lundell L, Abrahamsson H, Ruth M, Rydberg L, Lönroth H, Olbe L. Long-term results of a prospective randomized comparison of total fundic wrap (Nissen-Rossetti) or semifundoplication (Toupet) for gastro-oesophageal reflux. Br J Surg. 1996;83:830–5.

56. Dunnington GL, DeMeester TR. Outcome effect of adherence to operative principles of Nissen fundoplication by multiple surgeons. The Department of Veterans Affairs Gastroesophageal Reflux Disease Study Group. Am J Surg. 1993;166(6):654–7.

57. Horvath KD, Swanstrom LL, Jobe BA. The short esophagus: pathophysiology, incidence, presentation, and treatment in the era of laparoscopic antireflux surgery. Ann Surg. 2000;232:630.

58. Stein HJ, DeMeester TR, Naspetti R, Jamieson J, Perry RE. Three-dimensional imaging of the lower esophageal sphincter in gastroesophageal reflux disease. (Lippincott Williams and Wilkins/Wolters Kluwer Health). Ann Surg. 1991;214(4):374–83, discussion 383–4.

59. Bonavina L, DeMeester T, Fockens P, Dunn D, Saino G, Bona D, et al. Laparoscopic sphincter augmentation device eliminates reflux symptoms and normalizes esophageal acid exposure: one- and 2-year results of a feasibility trial. Ann Surg. 2010;252(5):857–62.

索 引

其他

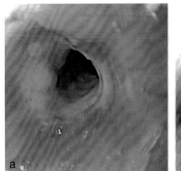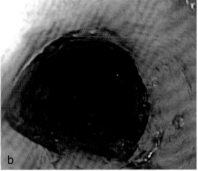

图 2.2

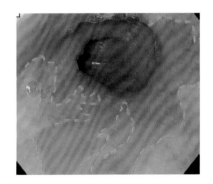

图 2.3

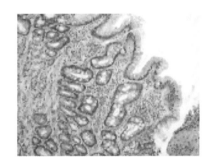

图 2.4

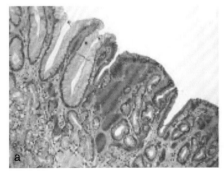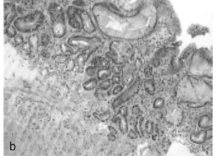

图 2.5

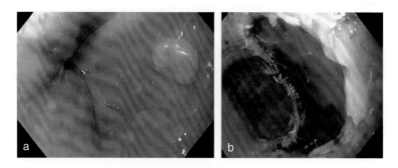

图 2.6

A 级　　　　　　B 级　　　　　　C 级　　　　　　D 级

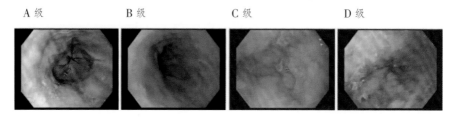

图 3.1

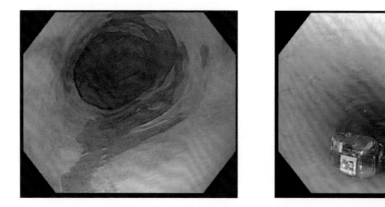

图 3.2　　　　　　　　　　　　　　　　　图 3.3

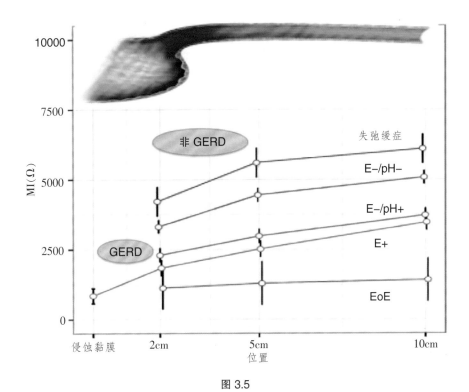

图 3.5

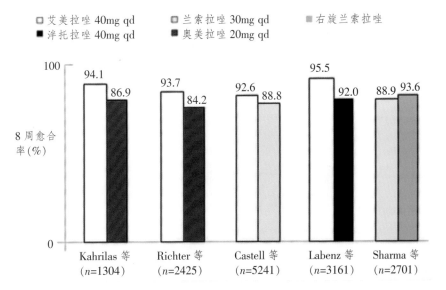

图 5.3

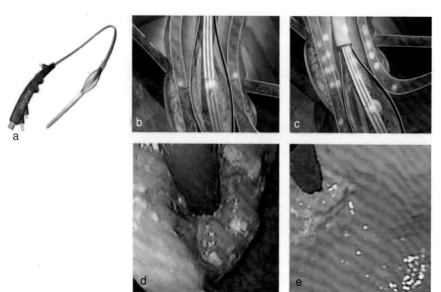

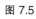

图 7.5

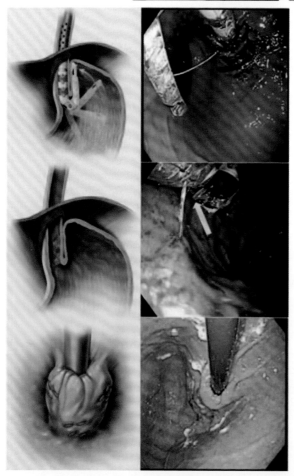

图 7.6

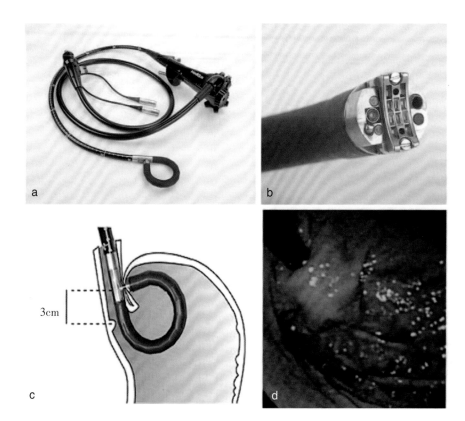

图 7.7

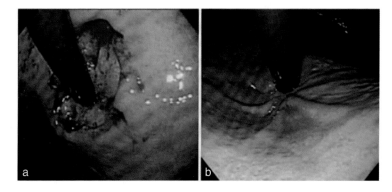

图 7.8

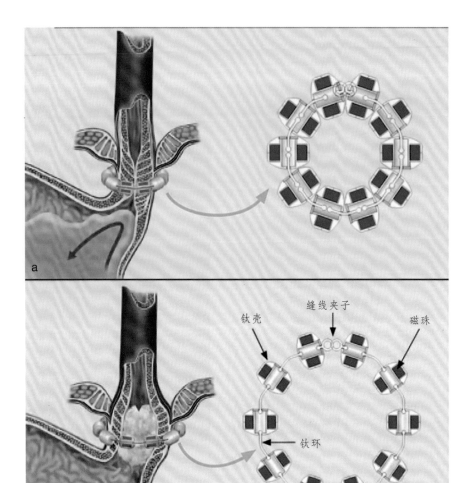

图 7.9

图中标注：钛壳　缝线夹子　磁珠　钛环

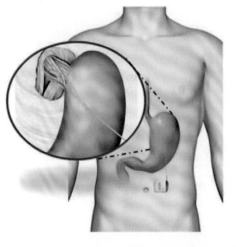
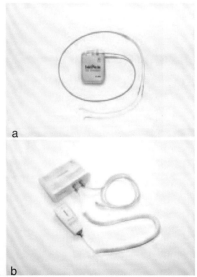

图 7.10